爱心帖

专家提示

头痛是临床上最常见的症状之一，每个人都有过头痛的体验。偏头痛、紧张性头痛属功能性头痛，采取预防措施或服用有效药物就能减缓病痛，不必过于担心；如患了颅内动脉瘤、脑肿瘤，它属器质性头痛，是脑部病变引起的头痛，应引起重视，早期诊断、早期治疗，就会有良好的预后。

头痛病人不应讳疾忌医，应及时、及早到医院就诊，积极配合医生做好相关的检查，这样就不会延误病情，并能早日得以康复，健康、幸福、愉快地生活好每一天。

《专家诊治头痛》

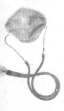

挂号费丛书 升级版

| 姓名 | | 性别 | | 年龄 | | 就诊卡号 | |

专家诊治
头 痛

| 科别 | 神经科 | 日期 | | 费别 | |

陈韵美 丁 萍 张 丽 主编

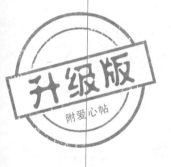

升级版

附爱心帖

| 药价 | |

上海科学技术文献出版社

图书在版编目（CIP）数据

专家诊治头痛 / 陈韵美，丁萍，张丽主编 . —上海：上海科学技术文献出版社，2012.6

ISBN 978-7-5439-5375-8

Ⅰ . ①专… Ⅱ . ①陈…②丁…③张… Ⅲ . ①头痛一诊疗 Ⅳ . ① R741.041

中国版本图书馆 CIP 数据核字（2012）049811 号

责任编辑：胡德仁

美术编辑：徐　利

专 家 诊 治 头 痛

陈韵美　丁　萍　张　丽　主编

*

上海科学技术文献出版社出版发行

（上海市长乐路 746 号　邮政编码 200040）

全国新华书店经销

昆山市亭林彩印厂有限公司印刷

*

开本 850×1168　1/32　印张 6.25　字数 140 000

2012 年 6 月第 1 版　2018 年 1 月第 4 次印刷

ISBN 978 - 7 - 5439 - 5375 - 8

定价：15.00 元

http://www.sstlp.com

随着人们物质文化生活水平的提高，一旦生了病，就不再满足于"看病拿药"了。病人希望了解自己的病是怎么得的？怎么诊断？怎么治疗？怎么预防？当然这也和疾病谱的变化有关。过去，患了大叶性肺炎，打几针青霉素，病就好了。患了夜盲症，吃些鱼肝油丸，也就没事了。至于怎么诊断、治疗，怎么预防，人们并不十分关心。因为病好了，没事了，事过境迁，还管它干嘛呢？可是现代的病不同了，许多的病需要长期治疗，有的甚至需要终生治疗。许多病不只需要打针服药，还需饮食治疗、心理调适。这样，人们自然就需要了解这些疾病的相关知识了。

到哪里去了解？当然应该问医生。可是医生太忙，有时一个上午要看四五十位病人，每看一位病人也就那么五六分钟，哪有时间去和病人充分交谈。病人有困惑而不解，自然对医疗服务不满意，甚至对医嘱的顺从性就差，事实上便影响了疗效。

病人及其家属有了解疾病如何防治的需求，而门诊的医生爱莫能助。这个矛盾如何解决？于是提倡普及医学科学知识，报刊、杂志、广播、电视都常有些介绍，对一般群众增加些防病、治病的知识，当然甚好，但对于患了某病的病人或病人的家属而言，就显得不够了，因为他们有很多很多的问题要问。把与某一疾病相关的知识汇集成册，是一个

挂号费丛书·升级版

总序

好主意,病人或家属一册在手,犹如请来了一位家庭医生,随时可以请教。

上海科学技术文献出版社有鉴于此,新出一套"挂号费丛书"。每册之售价约为市级医院普通门诊之挂号费,故以名之。"挂号费丛书"尽选常见病、多发病,聘请相关专家编写该病的来龙去脉、诊断、治疗、护理、预防……凡病人或家属可能之疑问,悉数详尽解述。每册10余万字,包括数百条目,或以问诊方式,一问一答,十分明确;或分章节段落,一事一叙一目了然。而且作者皆是各科专家,病人或家属所需了解之事他们自然十分清楚,所以选题撰稿,必定切合需要。而出版社方面则亦在字体、版式上努力,使之更能适应各阶层、各年龄之读者需要。

所谓珠联璧合,从内容到形式,"挂号费丛书"确有独到之处。我相信病人或家属读了必能释疑解惑,健康的人读了也必有助于防病强身。故在丛书即将出版之时,缀数语于卷首,或谓之序,其实即是叙述我对此丛书之认识,供读者参考而已。不过相信诸位读后,必谓我之所言不谬。

复旦大学附属中山医院内科学教授

上海市科普作家协会理事长

杨秉辉

总序

概述

头痛的国际分类有何意义

哪些疾病会出现头痛症状

一、偏头痛

偏头痛有哪些特点 …………………… 008

偏头痛有哪些病因 …………………… 009

偏头痛是怎样发作的 ………………… 010

偏头痛有哪几种类型 ………………… 012

常见类型偏头痛的诊断标准 ………… 013

一侧头痛就是偏头痛吗 ……………… 014

两侧头痛为何也诊断偏头痛 ………… 014

搏动性痛就是偏头痛吗 ……………… 015

偏头痛有哪些先兆症状 ……………… 015

偏头痛发作时为何会呕吐 …………… 016

偏头痛会遗传吗 ……………………… 017

为什么女性更易患头痛 ……………… 018

经期为何易致偏头痛发作 …………… 019

妊娠期头痛发作怎么办 ……………… 019

口服避孕药与偏头痛有关吗 ………… 020

无头痛为何也被诊断为偏头痛 ……… 021

偏头痛与偏瘫有何关系 ……………… 022

眩晕发作为何被诊断为偏头痛 ……… 022

儿童周期性呕吐是怎么一回事 ……… 023

儿童为什么经常腹痛 ………………… 023

儿童眩晕发作是梅尼埃病吗 ………… 024

儿童腹型偏头痛与癫痫自主神经性发作

　有何不同 …………………………… 024

偏头痛发作为何会出现失明症状 …… 025

专家诊治 头痛

ZHUANJIA ZHENZHI TOUTONG

目录

什么是慢性偏头痛 …………………… 026

何谓偏头痛持续状态 ……………… 027

偏头痛发作会继发脑梗吗 ………… 027

患偏头痛有危险吗 ………………… 028

二、紧张性头痛

紧张性头痛有哪些表现 …………… 029

紧张性头痛的诊断标准是什么 …… 030

紧张性头痛有哪些类型 …………… 031

有些紧张性头痛病人为何否认存在紧张

情绪 ………………………………… 032

引起紧张性头痛有哪些原因 ……… 033

哪些人易患紧张性头痛 …………… 036

紧张性头痛与偏头痛有何不同 …… 037

三、丛集性头痛和其他三叉自主神经性头痛

何谓丛集性头痛 …………………… 040

丛集性头痛有哪些特点 …………… 041

丛集性头痛应怎样诊断 …………… 042

丛集性头痛分哪几类 ……………… 043

丛集性头痛是怎样发生的 ………… 044

发作性丛集性头痛和慢性丛集性头痛有何

不同 ………………………………… 046

哪些人易患丛集性头痛 …………… 047

慢性阵发性半侧颅痛有哪些主要表现 …… 048

头痛伴结膜充血、流泪是什么病 … 049

好发于眶部的头痛应怎样区分 …… 049

四、其他原发性头痛

还有哪些头痛属原发性头痛 ……… 051

何谓原发性刺痛性头痛 …………… 051

神经痛样头痛和血管性头痛有何不同 …… 052

何谓咳嗽性头痛 …………………… 053

用力后为何会头痛 …………… 054

性生活为何也会头痛 …………… 055

什么是睡眠头痛 …………… 055

何谓新症每日持续头痛 …………… 056

五、头和(或)颈部外伤引起的头痛

什么是脑震荡 …………… 057

轻微头部外伤为何也会头痛 …………… 058

车祸时头没有受伤为何也会头痛 …………… 059

久治不愈的脑外伤头痛是脑震荡后遗

症吗 …………… 059

脑外伤当初头不痛,为何以后越来越痛 …… 060

六、颅脑和颈部血管疾病引起的头痛

脑出血会头痛,脑梗死不会头痛吗 ……… 062

突然头痛没有瘫痪也会脑出血吗 ……… 063

头痛是脑腔梗发作了吗 …………… 063

年轻人突然头痛也会脑卒中(中风)吗 …… 064

蛛网膜下腔出血为何头痛会加重 ……… 065

颅内动脉瘤与搏动性头痛有何关系 ……… 066

颞动脉为何会变粗、变硬 …………… 068

产后妇女为何会剧烈头痛 …………… 069

面部疖肿为何不能挤压 …………… 070

脑动脉硬化与头痛有何关系 …………… 071

垂体卒中是怎么一回事 …………… 072

七、非血管性颅内疾病引起的头痛

头痛与颅内压增高有何关系 …………… 074

什么叫"假脑瘤综合征" …………… 076

腰椎穿刺后为何会头痛 …………… 077

为什么一站起就头痛 …………… 078

经常头痛是大脑里长瘤了吗 …………… 079

头痛为何会伴内分泌紊乱 …………… 079

专家诊治 头痛

ZHUANJIA ZHENZHI TOUTONG

目录

癌症病人在何种情况下需警惕脑转移 …… 080

放疗后为何会头痛 ……………… 080

何谓癫痫半颅痛 …………………… 081

癫痫发作后为何会头痛 …………… 081

八、物质或物质的戒断引起的头痛

一氧化碳中毒性脑病表现是什么 …… 083

饮酒后为何会头痛 ………………… 084

中国餐馆综合征是怎么一回事 …… 085

何谓药源性头痛 …………………… 086

哪些药物会引发药源性头痛 ……… 086

血管扩张药物为何会引起头痛 …… 087

什么是双硫仑样反应头痛 ………… 087

何谓药物过度使用性头痛 ………… 088

哪些人易发生药物过度使用性头痛 …… 088

什么是药源性颅内压增高综合征 …… 088

药源性无菌性脑膜炎是中枢神经系统感

　染吗 …………………………… 089

什么是药物戒断反应 ……………… 090

终止过度服用药物后出现戒断症状怎

　么办 …………………………… 090

九、感染引起的头痛

何谓颅内感染和颅内感染性头痛 ……… 091

患了病毒性脑膜炎有哪些表现 …… 092

患了细菌性脑膜炎有哪些表现 …… 093

患了结核性脑膜炎有哪些特点 …… 094

患了脑炎有哪些表现 ……………… 095

患了流行性乙型脑炎有哪些特点 …… 096

患了颅内感染性头痛有哪些特点 …… 097

感冒后头痛和颅内感染性头痛表现一

　样吗 …………………………… 097

专家诊治

头 痛

ZHUANJIA ZHENZHI TOUTONG

目录

十、内环境稳定失调疾患引起的头痛

到高原旅游为何有不适反应 ················· 098

潜水为何会有头痛 ····························· 099

戴潜水镜为何会头痛 ························· 100

中暑后为何会头痛 ····························· 100

何谓睡眠呼吸暂停综合征 ················· 102

高血压与头痛有何关系 ····················· 103

高血压脑病引起的头痛是什么表现 ······ 104

妊娠后头痛应注意些什么 ················· 105

更年期为何易发生头痛 ····················· 107

雌激素为何会影响头痛 ····················· 108

饿也会引发头痛吗 ···························· 109

十一、头和面痛由于头颅、颈部、眼、耳、鼻窦、牙、口腔或其他面部或头颅构造疾患

何谓颈性头痛 ································· 110

哪些原因会引发颈性头痛 ················· 110

青光眼与头痛有何关系 ····················· 111

头痛与复视有何关系 ························· 111

中耳炎与头痛有何关系 ····················· 113

鼻窦炎与头痛有何关系 ····················· 114

为何咀嚼时会头痛 ···························· 115

头痛与特发性面神经麻痹(周围性面瘫)有
何关系 ··· 115

十二、精神疾病引起的头痛

何谓与精神和心理疾病共存的头痛 ········ 117

怎样识别焦虑障碍 ···························· 118

怎样识别抑郁障碍 ···························· 119

老年抑郁障碍有哪些特征 ················· 120

精神和心理疾病共存的头痛有哪些表现 ··· 121

哪些器质性病变引起的头痛伴有抑郁和

专家诊治 头痛

ZHUANJIA ZHENZHI TOUTONG

目录

焦虑 ························· 122

十三、颅神经痛和中枢源性面痛

什么是三叉神经痛 ············ 124

何谓舌咽神经痛 ·············· 125

何谓带状疱疹神经痛 ············ 125

脑卒中（中风）后为何会偏身疼痛 ·· 126

年轻人也会患三叉神经痛吗 ······ 126

患了头痛需进行哪些项目诊断检查

头痛病人需血液检查 ·········· 130

头痛病人需腰椎穿刺和脑脊液检查 ·· 130

头痛病人需 X 线摄片检查 ······ 131

头痛病人需计算机体层摄影（CT）检查··· 131

头痛病人需核磁共振成像（MRI）检查 ·· 133

头痛病人需脑电图（EEC）检查 ····· 134

头痛病人需经颅多普勒超声（TCD）检查 ·· 135

头痛病人需数字减影血管造影（DSA）

检查 ·················· 137

头痛病人需正电子发射计算机断层扫描

（PET）检查 ·············· 138

哪些检查能确诊偏头痛 ········· 138

紧张性头痛有哪些检查手段 ······ 140

丛集性头痛应做哪些检查 ········ 141

继发性头痛应做哪些检查 ········ 141

头痛病人应掌握哪些基础医学知识

头痛是一种疾病吗 ············ 144

头痛越严重也就是疾病越严重吗 ····· 144

头痛的特点与诊断疾病有关吗 ······ 145

怎样的头痛必须就诊 ··········· 147

专家诊治
头痛

ZHUAYIA ZHENZHI TOUTONG

目录

头痛病人需向医生告知哪些必要信息 ······ 148

为什么要写头痛日记 ············ 150

怎样记头痛日记 ············ 150

头痛病人就诊应先看哪个科 ··········· 151

医生对头痛病人会进行哪些诊断治疗

哪些药物可治疗偏头痛 ··········· 154

紧张性头痛应该怎样治疗 ·········· 155

患了丛集性头痛应怎样治疗 ·········· 158

患了原发性刺痛性头痛怎样治疗 ······ 162

患了咳嗽性头痛怎样治疗 ·········· 163

患了短暂持续性偏侧神经痛样头痛该怎样

治疗 ··········· 163

怎样预防和治疗睡眠性头痛 ·········· 163

怎样治疗颈性头痛 ············ 164

怎样治疗精神与心理疾病共存的头痛 ······ 165

药物可以治愈三叉神经痛吗 ·········· 167

三叉神经痛也可以手术治疗吗 ······ 168

舌咽神经痛有哪些保守治疗 ·········· 169

舌咽神经痛有哪些手术治疗 ·········· 170

头痛时应怎样正确服用止痛药 ······ 170

药源性头痛应怎样治疗 ··········· 172

经医生治疗后病人应怎样进行康复

偏头痛病人需注意些什么 ·········· 176

偏头痛病人日常生活中应注意些什么 ······ 177

紧张性头痛应怎样预防 ··········· 178

怎样缓解快节奏所带来的压力 ·········· 180

怎样预防丛集性头痛 ··········· 180

怎样预防药源性头痛 ··········· 181

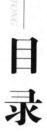

专家诊治 头痛

ZHUANJIA ZHENZHI TOUTONG

目录

专家诊治 头痛

ZHUANJIA ZHENZHI TOUTONG

目录

怎样预防三叉神经痛 ……………………… 182

三叉神经痛手术治疗后要注意些什么 …… 183

何谓脸部美容操,有哪些作用 …………… 184

推拿可以缓解头痛吗 ……………………… 185

头痛自我保健推拿有哪些方法 …………… 185

挂号费丛书·升级版总书目

概　述

头痛是最常见的临床症状之一，在困扰人类的疼痛中，头痛无疑是发病频率最高的，每个人都不止一次地有过头痛的体验。疼痛频发于头部可能有以下原因：首先，为保护颅内重要器官——脑的需要，头部痛觉感受器较身体其他部分更丰富；其次，头面部有鼻通道、口腔、眼和耳等精巧和高度敏感的器官结构，当疾病侵袭时可通过各自独特的方式诱发疼痛；最后，脑组织及颅内外的血管非常丰富，脑肿瘤、脑实质和脑膜炎症、颅内出血及其他脑部病变，都可由于病变本身或继发的病理改变而牵拉、压迫、扭曲了血管，引起头痛、血流动力学改变，如血压急剧增高、血管痉挛等也可诱发频繁的头痛发作。

头痛是怎样发生的呢？当颅脑的疼痛感受器受到化学或物理的刺激后，产生神经冲动，经神经传导至大脑皮层进行分析、整合，从而产生痛觉。

颅脑的疼痛感受器分颅外和颅内两部分。

① 颅外部分：包括头皮、皮下组织、腱膜、骨膜、颅外动脉、肌肉和末梢神经，是致头痛的主要结构。颅外动脉中发自颈外动脉的分支颞浅动脉、耳后动脉和枕动脉对疼痛最敏感；来源于颈内动脉的分支，如额动脉、眶动脉对疼痛敏感的程度次之。无论任何原因使上述血管扩张、牵拉、扭曲或搏动幅度增大时，均可导致局部的疼痛。

经常致头痛的颅外肌肉包括头面部和颈肩部的肌肉，如颞肌、枕肌、斜方肌、颈肌等。因长时间某种固定的姿势、颈椎病、颈部外伤等病因，引起上述肌肉的持续收缩，使血流不畅，组织中代谢产物堆积，并释放可以引起疼痛的化学物质，引起头痛。

末梢神经主要来自颅神经的三叉神经、面神经、舌咽神经、迷走神经和脊神经的颈1~3的感觉支。末梢神经对疼痛非常敏感，受到压迫、牵拉或炎症刺激，即上传至脑，产生疼痛。末梢神经广泛分布于头皮和眼、耳、鼻、口腔的黏膜中。

② 颅内部分：主要是硬脑膜、血管和神经对疼痛敏感。颅底部的硬脑膜对疼痛很敏感。前颅凹底部的硬脑膜最敏感，其体表投影部位在眼眶周围；中颅凹底硬脑膜疼痛较迟钝，体表投影部位是眶后和颞部；后颅凹底部硬脑膜疼痛觉较敏锐，疼痛向耳后及枕部放射。

血管包括动脉、大静脉和静脉窦，以硬脑膜中动脉疼痛觉最敏感。

颅内神经包括三叉神经、面神经的中间神经、舌咽神经、迷走神经，交感神经与头面部疼痛传导也有一定的关系。

当以上颅内外对疼痛敏感的组织结构在以下病因下，会受到化学或物理的刺激而产生疼痛：

① 颅内血管被牵拉、压迫或移位：主要见于颅内肿瘤、血肿、脓肿等占位性病变以及炎症、卒中、寄生虫、脑积水等其他可致颅内压增高性病变，在病变体积膨胀牵拉脑部血管及颅底硬脑膜结构时可致头痛，且通常早于颅内压增高；腰穿后或自发性低颅压综合征，也可因血管牵拉、移位的改变，引起头痛。

② 颅内外血管扩张：颅内外和全身各系统急性感染时，发热及病原体毒素引起颅动脉扩张；代谢性疾病（低血

糖、高碳酸血症、缺氧);中毒性疾病(一氧化碳中毒、乙醇中毒);其他如高血压脑病、服用血管扩张剂、偏头痛、咳嗽性头痛等均是引起颅脑血管扩张产生头痛的病因。腌肉中亚硝酸盐引起的所谓热狗头性头痛,以及中餐菜肴中使用味精(谷氨酸钠)都可能通过血管扩张机制引发头痛。

③ 对脑膜的刺激:颅内感染特别是脑膜感染,渗出物和坏死组织的代谢产物,以及蛛网膜下腔出血的代谢产物,这些化学物质对脑膜的刺激引起头痛,通常较严重,区域泛化,位置较深,呈持续性,并伴颈项强直和克氏征阳性,称脑膜刺激征阳性。

④ 神经受刺激:颅神经、颈神经因炎症刺激或牵拉、压迫引起头痛。小脑幕上部由三叉神经支配,该区域病变刺激三叉神经感觉末梢引起面部、额部、颞部及顶前部疼痛;小脑幕下部(颅后窝)由舌咽、迷走神经和颈 2～3 神经支配,该区域病变主要引起枕部、耳后及咽部疼痛。外周神经受刺激引起的疼痛包括三叉神经痛、舌咽神经痛、枕大神经痛。

⑤ 肌肉收缩性头痛:主要是因某种原因使颈部肌肉痉挛所致,如长时间某种固定的姿势、颈椎病、颈部外伤、落枕等,头痛通常牵涉至同侧枕部和颈背部,有时可波及颞部和前额。在靠近颈部及其他肌肉颅骨附着处可有明显触痛。

⑥ 放射性头痛:眼、耳、鼻、喉、齿、鼻旁窦(副鼻窦)、下颌关节的病变,可扩散或反射性地引起头痛。如青光眼、鼻旁窦炎(副鼻窦炎)、化脓性中耳炎、龋齿、颞下颌关节痛等均可扩散至前额、颞部、顶部疼痛。

⑦ 心因性头痛:抑郁症、焦虑症往往伴有头痛,这可能因精神和情绪因素,造成 5 –羟色胺能投射通路功能紊乱所致。

　　来自头面部的痛刺激通过几对颅神经和颈神经的感觉支传入，再经三叉丘系及三叉网状中脑束到达丘脑，进而投射到额叶中央后回感觉中枢，进行分析、整合，产生痛觉。痛刺激沿神经通路的传递和痛觉的下行抑制需依赖众多的化学递质。如 a. 胆碱类：乙酰胆碱。b. 单胺类：去甲肾上腺素、多巴胺、5 - 羟色胺。c. 氨基酸类：γ - 氨基丁酸、甘氨酸。d. 神经肽类：P 物质、血管活性肠肽、脑啡肽、β - 内啡肽等。这些递质对疼痛调控起重要作用。目前，对疼痛的治疗措施不仅建立在痛觉的神经解剖、神经生理的基础上，而且随着痛觉生化研究的深入，为药物治疗疼痛开辟了广阔前景。

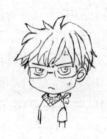

头痛的国际分类有何意义

　　以前,头痛的诊断标准不明确,医生对各种头痛的概念认识不一致,在头痛的诊疗和研究中存在很多问题。1988年,国际头痛学会制订了国际头痛分类和诊断标准、得到了广泛的国际认可,头痛的诊疗和研究也因此有了很大进步,还对开发新药作出了很大贡献。2004年,国际头痛学会修改制订并发布了《国际头痛分类》第2版,将头痛主要分为原发性头痛、继发性头痛和颜面神经痛3大类,并进一步细分为14组疾病,见表1。

　　表1　头痛的新国际分类(ICHD－II)

1. 原发性头痛
　　① 偏头痛;
　　② 紧张性头痛;
　　③ 丛集性头痛和其他三叉自主神经性头痛;
　　④ 其他原发性头痛。
2. 继发性头痛
　　① 头痛由于头和(或)颈部外伤;
　　② 头痛由于颅脑和颈部血管疾病;
　　③ 头痛由于非血管性颅内疾病;
　　④ 头痛由于物质或物质戒断;
　　⑤ 头痛由于感染;
　　⑥ 头痛由于内环境稳定失调疾患;
　　⑦ 头或面痛由于头颅、颈部、眼、耳、鼻、鼻窦、牙、口腔或其他面部或头颅构造疾患;
　　⑧ 头痛由于精神疾病。
3. 颅神经痛、中枢源性原发面痛以及其他头痛
　　① 颅神经痛、中枢源性面痛;
　　② 其他头痛、颅神经痛、中枢性或原发性面痛。

原发性头痛也称功能性头痛,包括偏头痛、紧张性头痛、丛集性头痛等,根据疾病诊断选择相应的药物治疗,以减轻或终止头痛发作的症状,预防头痛复发。继发性头痛也称症状性头痛,是因为某种疾病伴随的一种症状。鉴别两者具有重要的意义。因为症状性头痛只有确诊了病因才可以确定治疗方案。如首次轻微的蛛网膜下腔出血除头痛外,可无颈项强直;脑动脉瘤扩张尚未压到动眼神经前,可能只有搏动性头痛;带状疱疹出现前的神经痛;未提供外伤史的慢性硬膜下血肿;青光眼;颞动脉炎;颅内肿瘤早期等疾病都是以头痛为首发症状,只有早期确定了病因,才不会延误治疗。那么,在什么情况下要考虑继发性头痛呢?其包括:与既往不同的头痛(头痛性质发生了变化);从未经历过的头痛;进行性加重的头痛;起病就很严重的头痛;突发的头痛;50岁后初次头痛发作;全身性疾病的既往史(如高血压、红斑狼疮、恶性肿瘤);使病人从睡梦中痛醒的头痛;头位改变、咳嗽、屏气用力时加重的头痛;头痛伴颈强直、发热、瘫痪、意识障碍、抽搐等神经系统症状和体征等。这样的病人应进行相应的检查,并及时进行治疗,以免误诊、漏诊致命的头痛,致残或危及生命。通过使用国际头痛学会的头痛分类和诊断标准,可使临床医生能更好地进行头痛疾病的诊断、临床治疗、流行病学调查、新药的临床应用和药效的评价等。

哪些疾病
会出现
头痛症状

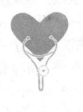

姓名 Name _____ 性别 Sex _____ 年龄 Age _____

住址 Address _____

电话 Tel _____

住院号 Hospitalization Number _____

X 线号 X-ray Number _____

CT 或 MRI 号 CT or MRI Number _____

药物过敏史 History of Drug Allergy _____

一、偏头痛

　　偏头痛是青少年最常见的一种原发性头痛类型,占因头痛来门诊就诊的病人一半以上。术语偏头痛(migraine)来自 Galen 使用的 hemicrania(偏头痛)一词,最初用以描述一种周期发作性疾病,该病表现为眼前发黑、一侧头痛,伴呕吐、畏光,睡眠后自行缓解。Hemicrania 以后被讹用到中古拉丁语 hemigranea 和 migrania,最终法语翻译成 migraine 而被采纳,从此流行开来。然而"偏头痛"具有误导性,因为仅60％偏头痛的病人在一侧头痛。所以,偏头痛应定义为一种良性的反复发作的头痛,是一种疾病的诊断,而不是根据词义解释的一侧头痛的症状。

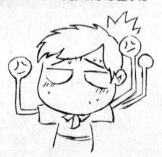

偏头痛有哪些特点

　　大多数偏头痛在儿童和青年期起病,10 岁前、20 岁前和40 岁前发病分别占25％、55％和90％。女性明显多于男性。60％病人有家族史。头痛呈发作性,频率从1 周数次至1 年数次不等。部分病人头痛发作前有视觉先兆或其他先兆。伴先兆症状同时或随后出现一侧颞部或眶后疼痛,也可为全头痛、单或双侧额部头痛及不常见的枕部头痛等,部位可不固定,时左时右,也可一侧扩展至两侧头痛。开始为胀痛,典型的呈搏动性痛,可伴畏光、畏声、恶心、呕吐、倦怠、烦躁等。持续数小时至 1 天,往往睡一觉头痛缓解。大多在头痛发作早期服止痛药可止。而情绪激动、剧烈活动(如上楼、跑步)及环境温度升高(如开热空调、洗热水澡)时,头痛症状可加重。

偏头痛有哪些病因

偏头痛的病因至今尚未完全明了,可能与下列因素有关:

① 遗传:约60％偏头痛病人有偏头痛的家族史,其亲属中出现偏头痛的危险性3~6倍于一般人群,双生子和病人的一级亲属患病率更高。儿童偏头痛病人其双亲患病者可达80％以上。家族性偏头痛病人尚未发现一致的固定的遗传模式,反映了不同外显率及多基因遗传特征,并与环境因素相互作用。家族性偏瘫型偏头痛是明确的有高度遗传外显率的常染色体显性遗传,已定位 $19\rho13$、$1q21$ 和 $1q31$ 3 个疾病基因位点。基底动脉型偏头痛也呈常染色体显性遗传。

② 内分泌和代谢因素:偏头痛常始于青春期,女性较男性易患偏头痛。而在女性病人中,偏头痛的发作往往与月经来潮有关,而妊娠或绝经后发作减少或停止。偏头痛发作与 5－羟色胺、去甲肾上腺素、P 物质和花生四烯酸等代谢异常有关。

③ 其他因素:情绪紧张、激动、悲伤、饥饿、睡眠障碍、

气候变化等都可诱发偏头痛。部分病人摄食含酪胺的奶酪、含亚硝酸盐的熏肉、含苯乙胺的巧克力、谷氨酸钠（味精）、红酒等食物以及避孕药、血管扩张剂等药物均可诱发偏头痛发作。

偏头痛是怎样发作的

偏头痛的发病机制和头痛发作的全过程相当复杂，目前仍是众说纷纭，尚无定论，即不能用一种学说圆满地解释所有头痛发作的全过程。目前主要有以下几种学说：

① 传统血管学说：认为偏头痛先兆症状与颅内血管收缩有关，随后颅内、颅外血管扩张导致搏动性头痛。血管收缩药麦角生物碱（如麦角胺）可减少病人颞动脉搏动的幅度，减轻或中断偏头痛急性发作，血管扩张药如亚硝酸异戊酯可消除偏头痛先兆支持这一理论。然而，偏头痛发作期局部脑血流研究证实，先兆期局部脑血流减少始于枕部，以波样方式向前传播，不依赖于脑动脉的局部解剖学。此外，脑血流减少区与某特定先兆相关皮层区并不一致，在局灶性神经系统症状已消退、头痛已开始后局部脑血流仍可减少。在普通偏头痛发作中，未曾见到血流量异常。这些观察不能合并到偏头痛的血管模式中。

② 神经血管假说：经实验证明脑干蓝斑肾上腺素能神经元受到低频刺激时，同侧颈内动脉呈收缩状态，颅外动脉呈扩张状态，增大频率后，颅内外血管均呈扩张状态，这种表示与偏头痛前驱期和头痛期血管变化一致，说明蓝斑与偏头痛有关系。有效的药物（曲普坦类、麦角胺）治疗可减少大脑皮层血流，但不能改变脑干血流变化，也提示血流变化及偏头痛发生可能继发于原发性脑干神经元功能紊乱。

③ 5－羟色胺(5－HT)能神经元异常学说:5－羟色胺能神经元家族广泛地分布于脑中,在人类刺激脑干导水管周围灰质和中缝背核可产生偏头痛样头痛,中缝背核是5－羟色胺受体高聚集区,可能是偏头痛的发生器。许多有效抗偏头痛药可作为中枢性5－羟色胺受体拮抗剂或部分激动剂起作用。偏头痛急性发作期血小板中5－羟色胺减少而尿中5－羟色胺增多,利血平耗竭5－羟色胺可诱发偏头痛,睡眠可使中缝背核细胞停止发放神经冲动,减少5－羟色胺神经元点燃,终止偏头痛发作。因此,偏头痛反映中枢5－羟色胺能神经传递障碍。实际上,5－羟色胺能神经元异常学说是对神经血管假说的补充。

④ 皮层扩散抑制学说:该学说认为皮层扩散抑制以一个短暂的兴奋波开始,神经元代谢障碍和局部脑血流减少继之出较长时间神经元抑制,偏头痛先兆可能由于扩散抑制沿大脑皮层传播时抑制了神经元活性所致。然而,偏头痛许多症状无法用皮层扩散抑制学说解释,如病人视觉先兆有些表现闪光,有些却表现连续视觉障碍,也不能很好地解释视网膜型偏头痛病人视觉症状局限在单眼,但是皮层扩散抑制学说关注的焦点在神经而不是血管,可能更加接近发病机制。

⑤ 联合假说:试图综合各种学说解释偏头痛发作,认为偏头痛各种诱因,包括应激、光刺激、噪音、颈内或颈外动脉扩张等均可刺激脑干相应特异性中枢引起偏头痛发作。如蓝斑受刺激导致肾上腺素水平改变,中缝背核被激活引起脑内5－羟色胺水平改变,各种神经递质引起脑血管收缩,局部脑血流减少,进而诱发皮层扩散抑制,反过来再刺激三叉神经血管纤维,最终引起神经源性炎症和偏头痛发作。

偏头痛有哪几种类型

根据国际头痛协会 2004 年的分类,偏头痛主要临床类型及其临床表现是:

① 无先兆偏头痛:也称普通偏头痛,是临床最常见类型,约占偏头痛病人的 80%。病人先驱症状不明显,少数病人可出现轻微而短暂的视觉模糊。常为反复发作的一侧或双侧颞部及眶周疼痛,典型的呈搏动性,中、重度疼痛,活动时加重。可伴恶心、呕吐、畏声、畏光。发作时常有头皮触痛,疼痛持续时伴颈肌收缩,出现颈部牵紧感。每次持续数小时至数天。发作间期无不适。

② 先兆性偏头痛:以往称典型偏头痛。先兆通常是先于偏头痛出现的局灶性神经体征,但也可伴随头痛出现。常见的视觉先兆症状是眼前出现暗点,逐渐扩大;闪烁亮点、亮线、光幻视;形状改变、变大、变小;视觉缺失,偏盲等。其次为躯体感觉先兆,包括一侧肢体和(或)面部麻木、刺痛、感觉异常等。极少见的构音障碍先兆表现为讲话困难。先兆症状可出现上述一种或几种,且每次发作症状相似,持续时间一般数分钟至 1 小时。另外,先兆性偏头痛中还包括家族性偏瘫型偏头痛、散发性偏瘫型偏头痛、基底动脉型偏头痛,先兆症状可表现为轻偏瘫或耳鸣、耳聋、复视、眩晕、共济失调等。这些症状均可完全缓解,但持续时间较长,可超过 1 小时,甚至达 24 小时。伴先兆症状同时或随后出现一侧眶后、颞部、额部搏动性头痛,常伴恶心、呕吐、畏声、畏光。

③ 儿童周期性综合征:儿童偏头痛病人可无头痛发作或与头痛发作交替出现,表现为周期性呕吐、反复发作性腹

痛、良性阵发性眩晕，且找不到其他病因。

④ 视网膜型偏头痛:表现为反复发作的可完全恢复的闪光，暗点或视觉缺损，且只影响单眼，并伴随或随后出现偏头痛样头痛且排除其他病因。

⑤ 偏头痛的并发症:头痛满足偏头痛的诊断原则，发作时间每月超过 15 天，连续 3 个月如此，且排除药物滥用所致的症状，为慢性偏头痛;一次偏头痛发作时间超过 72 小时，为偏头痛持续状态;有先兆症状，但不同于以往发作的典型表现，持续时间超过 1 周，相关检查排除脑梗死，为无梗死的持续先兆型偏头痛;一个或多个典型先兆症状持续时间超过 1 小时，神经影像学证实此时发生新的脑梗，为偏头痛型脑梗死。另外，偏头痛也可触发癫痫发作。

⑥ 可能的偏头痛:10％~45％的病人不能满足偏头痛诊断原则的所有项，可能缺少其中的一项，但也不符合其他类型头痛的诊断，可归于此项。

常见类型偏头痛的诊断标准

依据国际头痛协会 2004 年的诊断标准:

1. 无先兆性偏头痛的诊断标准

① 符合下列 2~4 项，发作至少 5 次以上。

② 每次发作持续 4~72 小时(如果不治疗或治疗无效时)。

③ 头痛至少有以下特点中的 2 项:a. 病变为单侧性。b. 搏动性。c. 中、重度疼痛。d. 常规活动(如走路或上楼梯)后头痛加重，或活动因头痛而被强烈抑制，甚至不敢活动。

④ 发作期间有下列症状之一:a. 恶心和(或)呕吐。b. 畏光和畏声。

⑤ 排除其他因素引起的头痛。

2. 先兆性偏头痛的诊断标准

① 满足2~4诊断标准，且至少发作2次。

② 至少有下列先兆中的1项，但无肢体无力症状：a. 可以完全缓解的视觉症状，如闪光、亮点、亮线或视觉缺失。b. 可以完全缓解的感觉障碍，如针刺感或麻木感。c. 可以完全缓解的构音障碍。

③ 至少满足下列3项中的2项：a. 头痛同侧的视觉症状和（或）偏侧感觉障碍。b. 至少有一个先兆症状持续时间大于或等于5分钟和（或）不同的先兆症状相继出现累积时间大于或等于5分钟。c. 先兆症状持续时间大于5分钟，而小于60分钟。

④ 先兆期即出现头痛，且符合无先兆偏头痛的诊断标准，或出现先兆后60分钟内出现头痛。

⑤ 排除其他疾病引起的头痛。

一侧头痛就是偏头痛吗

偏头痛大多是一侧头痛，但约有40％的病人是双侧头痛或是整个头痛。而一侧头痛的原因却有很多。如脑肿瘤、脑出血可以先是病灶侧疼痛，之后因颅压增高，出现整个头胀痛。再如三叉神经痛、带状疱疹、颞下颌关节痛、颞动脉炎、丛集性头痛等都是一侧头痛。所以说一侧头痛，不一定是偏头痛，而两侧头痛也可能是偏头痛。

两侧头痛为何也诊断偏头痛

门诊经常有病人因发作性头痛来就诊，告之是偏头痛，病人往往会说："我整个头都痛，不是一侧头痛。"其实偏头痛是单侧的不足 60%。有的病人比较固定于一侧；有的病人时左时右；有的先是一侧头痛，继之整个头痛；还有的一开始就是两侧头痛或整个头痛。无先兆性偏头痛和基底动脉型偏头痛以双侧头痛居多。因此，偏头痛的诊断不是依据一侧还是两侧头痛。

搏动性痛就是偏头痛吗

偏头痛典型的症状是搏动性头痛，即头痛呈跳痛，与心跳和脉搏的跳动是同步的，频率是一致的。但搏动性痛并非只有偏头痛才有，还有一些非偏头痛性血管性头痛，如高血压或低血压、高颅压或低颅压、未破裂的颅内动脉瘤或动静脉畸形、脑动脉硬化症、慢性硬膜下血肿等均可出现搏动性头痛，甚至服用扩血管药物，如硝酸异山梨酯（消心痛）、硝酸甘油、硝苯地平、西洛他唑（培达）等，都可能出现搏动性头痛。而颈动脉痛也常为一侧面部、颈部、下颌或眶周的搏动性痛，颈部活动、吞咽、咀嚼等诱发或加重，可伴颈部触痛，见于颈动脉瘤、颈动脉炎或动脉粥样硬化的病人。与偏头痛病人青少年发病，反复发作不同，这些病人往往老年发病，部分病例有局限性神经功能缺失、癫痫发作或认知功能障碍，颈和颅脑计算机体层摄影（CT）、核磁共振成像（MRI）、核磁共振成像血管造影（MRA）及数字减影脑血管造影（DSA）检查可显示病变。

偏头痛有哪些先兆症状

典型偏头痛病人在头痛发作前往往有先兆症状，以视觉症状最为常见,表现为视幻觉或视野缺损。例如眼前出现闪烁暗点或移动的亮光,或见曲折的线条,或见水波纹样、锯齿样闪光等。视幻觉通常发生在同向性一侧视野范围内。一些病例出现短暂性同向偏盲或象限盲,偶可发生单眼黑矇。其次为躯体感觉症状,包括一侧肢体和(或)面部麻木、刺痛、感觉异常等。极少见的语言障碍先兆表现为讲话困难、失语。偏瘫型偏头痛的先兆症状是一过性一侧肢体无力(轻偏瘫)。基底动脉型偏头痛的先兆症状表现为眩晕、耳鸣、复视、构音障碍、口周或双侧肢体发麻、双侧共济失调、双侧轻瘫、嗜睡、短暂性失明等。先兆症状一般持续数分钟至1小时。随着先兆症状的消退,很快发生头痛。每个偏头痛病人的先兆症状往往是重复相同的,因此多次头痛发作后,病人往往能了解自己出现什么症状之后头痛很快就会发作。在发生先兆症状时即刻服用止痛药、麦角胺咖啡因、曲普坦类药物,甚至有的病人喝1杯浓茶、咖啡、可乐都能缓解1次头痛的发作,起到事半功倍的效果。

偏头痛发作时为何会呕吐

偏头痛发作时可伴有自主神经功能紊乱,出现恶心、呕吐、面色苍白、出汗、腹痛、腹泻等迷走神经激惹现象,两者往往成正比,即头痛发作较轻,迷走神经激惹现象不明显,可伴有轻度恶心或无恶心,头痛发作严重时迷走神经激惹现象也明显,伴有频繁呕吐、面色苍白、出汗、腹痛、腹泻等,之后头痛减轻。有时呕吐可使头痛终止。

虽然都有头痛、呕吐,但偏头痛的头痛是功能性的,呕吐是伴有的自主神经功能紊乱症状,与颅内高压引起的头痛、呕吐不同。颅内高压是因为颅内肿瘤、出血、梗死及炎症面积较大,水肿和占位效应使得颅内压力增高,出现头痛、呕吐、视乳头水肿三联征,头痛是持续性进行性加重的,呕吐往往是喷射性呕吐,这是严重的器质性病变,可用甘露醇脱水降颅压,以缓解头痛症状,并做进一步治疗;而偏头痛只需止住头痛即可。

偏头痛会遗传吗

门诊有许多家长带着孩子来看头痛,仔细询问病史,符合偏头痛的特点,进一步询问其父母往往有偏头痛史。偏头痛有明显的遗传倾向,但尚未发现一致的孟德尔遗传模式,表现为不同外显率及多基因遗传特征,并与环境因素相互作用。约60%偏头痛病人有偏头痛的家族史,其亲属中出现偏头痛的危险性3~6倍于一般人群,双生子和病人的一级亲属患病率更高。儿童偏头痛病人其双亲患病者可达80%以上。家族性偏瘫型偏头痛是明确的有高度遗传外显率的常染色体显性遗传,已定位19p13(与脑部表达的电压门控P/Q钙通道基因错义突变有关)、1q21和1q31 3个疾病基因位点,家族中所有偏头痛病人的发作均为偏瘫型偏头痛。基底动脉型偏头痛也呈常染色体显性遗传。

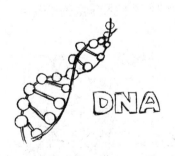

为什么女性更易患头痛

在日常生活中,头痛并不罕见,在 7~10 岁的儿童当中,偏头痛发病率为 4%~5%,男女人群无显著差异。然而随着年龄的增长,头痛的发病率则与性别差异显示出密切的联系。在整个成年期过程中,女性的偏头痛和紧张性头痛发生更普遍、更严重,研究显示分别有 25% 和 88% 的女性终生承受这种痛苦。成年女性偏头痛发病高峰年龄在 38 岁左右,这一时期,女性头痛的发病率为男性人群的 3.3 倍。在整个成年期,女性平均发病率也是男性人群发病率的 2 倍。

女性偏头痛与其生殖系统发育变化有着密切关联性。在初潮、月经期、妊娠、绝经期及应用口服避孕药期这些特殊的生理阶段,女性体内性激素水平改变引起偏头痛的发病或性质改变。在女性头痛中,雌激素扮演了重要角色。当生理及人为调节使体内雌激素水平下降时,就会发生或加重头痛,例如月经期、排卵期、分娩期及口服避孕药停药期等。反之,当体内雌激素水平增高时,头痛症状就会得到缓解甚至消失,如妊娠期。头痛之所以会随体内雌激素的水平变化而改变,究其原因是雌激素同时也是神经甾体激素,可直接影响神经系统和细胞的形态与功能。

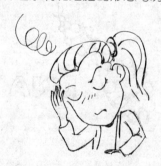

经期为何易致偏头痛发作

月经性偏头痛是妇女的常见病,大多在青春期发病,而且多有偏头痛发作史及偏头痛的家族史。偏头痛发作多在月经前一周或月经期一周内,具有典型偏头痛或普通型偏头痛的特点。妊娠期间往往不发作,产后可复发。其发病机制可能与雌激素低,前列腺素 E 和 β - 多巴胺羟化酶活动性在月经期过度有关,也可能是调节月经期自主神经的高级中枢下丘脑参与了偏头痛的发作。通常随年龄增长,发作频度和程度减轻,但有些病人更年期后发作反而更重。月经期偏头痛可在急性发作期时服用止痛药、曲普坦类、麦角胺类药物,也可预防性服用钙离子拮抗剂、β - 受体阻滞剂等,有经验介绍在经前 1 周开始服用醋氮酰胺 125~250 毫克,每日 2 次,持续至经期结束,预防偏头痛发作有效。甚至在经期前服用咖啡因饮料(茶、咖啡、可乐),至经期结束,也可有效预防偏头痛发作。

妊娠期头痛发作怎么办

据统计,约有 20% 的妇女受偏头痛的困扰,偏头痛的发生率在育龄期妇女最高。因此,必须仔细考虑病人妊娠的可能性和控制此期偏头痛的最佳方法。值得庆幸的是,60%~70% 的无先兆偏头痛妇女,尤其是与月经期联系密切者,在妊娠期间头痛可改善甚至中止发作,并且这种改善在妊娠的第 4~9 个月最明显。但先兆性偏头痛病人在妊娠期很少有改善,甚至不少病人头痛反而加重。一般认为,若在妊娠头 3 个月头痛症状无明显缓解,则在以后的妊娠期也不会有大的改变。

妊娠期间，头痛又发作了，到底要不要用药呢，这是一个让妊娠偏头痛妇女左右为难的问题。我们都知道，围妊娠期的临床工作是最困难的，女性在此期间，应尽量避免使用不必要的药物，这一点非常重要。因此，这令许多头痛的妇女处境两难，常常必须决定是否停止有效的预防性药物治疗，忍受头痛加重的痛苦直至分娩。另外，当头痛发生时，病人有可能已经妊娠，但尚未得到证实时，是否使用头痛急性期治疗药物也成了问题。

事实上，这些问题中有些可以通过事先计划加以避免。围妊娠期和妊娠期头痛的治疗方面，应当强调非药物治疗，如生物反馈训练、锻炼、睡眠和营养充足。如果剧烈偏头痛急性发作时，50%的高渗性葡萄糖40~100毫升静脉推注可起到缓解头痛的作用，对胎儿也无影响。需要重视的是，妊娠期机体凝血和纤溶系统功能改变，有些罕见的妊娠期头痛（如脑静脉窦血栓形成等）是一种对生命有威胁的信号，需及时就医。

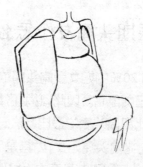

口服避孕药与偏头痛有关吗

研究发现，应用口服避孕药的女性发生偏头痛的概率是普通人群的 10 倍。将口服避孕药由持续应用改为间断性用药达 1 年以上可使原有症状减轻。50％偏头痛病人在应用口服避孕药后症状加重,其余表示无明显变化,仅极少数者症状减轻。另外,应用口服避孕药的女性,其头痛发生的频率和症状的严重程度,均较正常女性人群更严重。

应用含雌激素的口服避孕药常会导致头痛的发生和加重,尤其是在停药期,因为应用口服避孕药使体内雌激素下降的梯度增高,从而引起发病,对于这种头痛的治疗可适当补充小剂量的雌激素,以减小此梯度变化数值。含孕激素的避孕药与偏头痛发病关系较小,只有5％的病人与此有关。

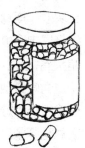

无头痛为何也被诊断为偏头痛

有些病人周期性出现某些典型的偏头痛发作的先兆症状或伴随症状,而不发生头痛,归类于典型先兆不伴头痛(Typical aura without headache)亚型。有些病人或与头痛发作交替出现,称为偏头痛等位发作。许多偏头痛的先兆症状都可以成为等位发作的症状,如闪光暗点、轻偏瘫、偏身麻木等,还有以精神症状为等位发作表现者,称为精神型偏头痛。另外,儿童周期性综合征:周期性呕吐型、周期性腹痛型和良性阵发性眩晕型,均见于有偏头痛家族史的儿童,发作期间无头痛表现,部分儿童成年后可转变为偏头痛发作。

偏头痛与偏瘫有何关系

在儿童期发病,轻偏瘫作为偏头痛的先兆症状,可伴有偏侧麻木、失语,也可单独发生。常在20~30分钟内消失,然后出现对侧头痛,偶尔在头痛消退后持续数天到数周。每次发作期间的受累侧可变化不定。在患病儿童的一、二级亲属中至少有一人有偏瘫型偏头痛的,为家族性偏瘫型偏头痛,呈常染色体显性遗传。在患病儿童的一、二级亲属中没有偏瘫型偏头痛的,为散发性偏瘫型偏头痛。散发病例诊断较困难,必须进行神经影像等各种检查,以便和其他疾病相鉴别。散发型往往表现为典型、普通型和偏瘫型偏头痛的交替发作。

另外,还有一些45岁以后发病,出现反复发作的偏瘫、麻木、失语或构音障碍等,每次的神经缺失症状基本相同,持续1分钟至72小时,并伴有头痛发作,为晚发型偏头痛,此时更应排除短暂脑缺血发作(TIA)和可逆性缺血性神经功能缺损(RIND)等,以免误诊而贻误治疗。

偏瘫作为偏头痛的先兆症状可完全恢复,不遗留任何神经系统体征。但少数病人在偏头痛发作后出现缺血性卒中导致永久性损害,称偏头痛性梗死。

眩晕发作为何被诊断为偏头痛

在偏头痛中有一种特殊类型–基底动脉型偏头痛。最常见于青春期女性,但在其他人也有发生。表现为眩晕、共济失调、构音障碍、耳鸣、复视、口和肢端麻木、意识下降等神经系统症状,持续大约 30 分钟,通常随后发生枕部搏动性痛。所以眩晕也可能是偏头痛发作的先兆症状。

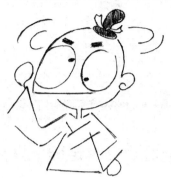

儿童周期性呕吐是怎么一回事

有的学龄儿童出现反复发作的、刻板的、无法解释的恶心、呕吐、可持续 1 小时至 5 天,排除了胃肠疾病之后,要考虑偏头痛中的周期性呕吐型。这些儿童可不出现头痛,或与头痛发作交替出现,称为偏头痛等位发作。患儿往往有偏头痛家族史,部分儿童成年后可转变为偏头痛发作。

儿童为什么经常腹痛

大多见于学龄儿童。表现为反复发作性腹痛,伴厌食、恶心,有时呕吐。腹痛位于上腹部、脐周或无明确定位。腹痛性质为钝痛,中、重度。发作时伴有厌食、恶心、呕吐、腹泻、脸色苍白等,一般持续数小时。多次检查排除了胃肠炎症和急腹症。这可能是偏头痛的等位症,即腹痛型偏头痛。如患儿有偏头痛家族史,也有偏头痛交替发作史,诊断较容

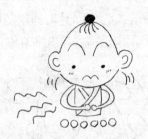

易。否则需与癫痫部分性发作中的自主神经性发作相鉴别。

儿童眩晕发作是梅尼埃病吗

　　儿童反复眩晕发作,至少5次的重度眩晕,数分钟至数小时自行缓解,神经科检查、听力检查、前庭功能检查、脑电图检查都无异常,要考虑良性阵发性眩晕型偏头痛。当然必须与梅尼埃病相鉴别,梅尼埃病是内耳迷路性疾病,是耳源性眩晕最常见的病因,可见于儿童。其基本病理改变是内耳膜迷路积水、水肿,病因不明。梅尼埃病发作也是突发眩晕,表现旋转性,常伴不同程度恶心、呕吐,往往有低调耳鸣、耳部胀感和听力减退。发作消退后听力和耳部胀感好转,称波动性听力减退。阵发性眩晕型偏头痛除眩晕、恶心、呕吐外,无耳部症状,与典型的梅尼埃病眩晕、波动性耳鸣、耳聋内耳三联征可以鉴别。但梅尼埃病约半数病人无耳部症状,此时鉴别较困难,只能根据患儿有无偏头痛家族史,有无偏头痛交替发作史作出初步判断。

儿童腹型偏头痛与癫痫
自主神经性发作有何不同

　　学龄儿童表现为反复发作性腹痛,伴厌食、恶心、呕吐,腹痛位于中腹部或无明确定位，程度中重度，每次持续时间几十分钟至几小时，并排除了器质性疾病引起，要考虑腹型偏头痛，但癫痫自主神经性发作也有类似表现，两者如何鉴别呢？癫痫自主神经性发作是由不同病因引起的下丘脑病变导致的周期发作性自主神经功能紊乱综合征，又称内脏性癫痫。发作时可表现为内脏功能紊乱，包括消化系统症状：胃气上升、恶心、呕吐、腹痛、腹泻等。癫痫儿童一般无偏头痛的家族史，可有癫痫家族史，发作很突然，持续时间短，多伴有意识障碍和其他系统功能紊乱，发作后出现嗜睡，脑电图可见痫样放电。而腹型偏头痛儿童往往有偏头痛家族史，腹痛是逐渐发作，过程相对缓慢而长，发作时无意识障碍，发作后无嗜睡，可有偏头痛交替发作史，脑电图仅有一般异常表现。用抗痫药物可控制癫痫的发作，也可能减少偏头痛的发作次数。但癫痫自主神经性发作必须进一步查找病因，并长期、足量、规则地服用抗痫药。

偏头痛发作为何会出现失明症状

典型先兆型偏头痛病人最常见的先兆症状为视觉先兆，主要表现为视物模糊、暗点、闪光、视物变形、物体颜色改变、视野缺损等，持续数分钟至1小时，大多在先兆之后伴发头痛。

而有少数年轻病人表现为反复发作的（至少2次）单眼视觉障碍，黑蒙或失明，并伴偏头痛。数日后视力可逐渐恢复，眼底检查可见视网膜水肿，偶现樱红色黄斑，这可能为视网膜动脉痉挛所致，这种类型发作的偏头痛称为视网膜动脉型偏头痛。当然在诊断时需排除其他疾病。此病多见于年轻人,主要与视神经炎鉴别:视神经炎少见发作 2 次以上的(除多发性硬化的视神经炎),视力逐渐减退,很少失明,大多可见视乳头水肿,而头痛不明显。但球后视神经炎往往伴眼痛、头痛,头痛可在视力受损前数小时或数天出现,有时达 4 周,视乳头水肿不明显,而有中心视力受损,但罕见反复发作的。

50 岁以上发作性单眼视觉障碍的往往考虑脑血管病,特别要重视颈内动脉狭窄引起的眼动脉缺血,此时可伴有或不伴有头痛。此病的早期诊断非常重要,否则眼动脉栓塞引起永久性视力损害,而如果有颈内动脉狭窄引起梗死则出现偏瘫、偏身感觉障碍,可能伴失语,后果严重。

什么是慢性偏头痛

偏头痛是发作性疾病,一般病人 1 年发作数次至 1 月数次不等。但有些偏头痛病人发作的频率每月超过 15 天,并持续 3 个月以上,成为慢性偏头痛。但诊断慢性偏头痛必须慎重,除头痛符合无先兆偏头痛的③和④的标准[③头痛至少具有下列特征的两项:a. 单侧性。b. 搏动性。c. 疼痛程度为中至重度。d. 日常活动如走路或爬楼梯会使头痛加剧,或因此而避免此类日常活动。④当头痛发作时至少具有下列 1 项:a. 恶心和(或)呕吐。b. 畏光以及畏声]。以及每月头痛发作大于或等于 15 天,持续超过 3 个月外,特别要注意排除药物滥用和其他疾病造成的。药物滥用是指为治疗头痛而过度服用了麦角胺、曲普坦、止痛药、类阿片类药物及一些复合制剂,一停药即感头痛。门诊最常见的是一些老年妇女,长期服用"头痛散",以致一天都离不开此药。而偏头痛病人也可能罹患另一种器质性疾病,如高血压、脑卒中（中风）、脑炎、脑肿瘤等,需详细了解病史、体格检查（包括神经系统检查）、实验室检查（头 CT、头 MRI,必要时脑脊液检查及血管造影）,排除器质性疾病后才能诊断。慢性偏头痛的治疗首选阿米替林,剂量因人而异。

何谓偏头痛持续状态

偏头痛是发作性疾病,一次发作一般持续数小时至 1 天,觉醒次日恢复如常。但有时一次偏头痛发作时间超过 72 小时,头痛性质为剧烈的、使人精疲力竭影响生活的痛,称为偏头痛持续状态。此时病人日常生活受到极大的影响,常试图通过增加止痛药的剂量解除头痛,但即使服用很大剂量,也只能暂时缓解。出现偏头痛持续状态往往有其诱发因素,如近期工作紧张、情绪波动（生气）、失眠、劳累,还有气候变化等。此时尽可能避免诱发因素,并服用钙离子拮抗剂氟桂利嗪（西比灵）,往往可中断持续状态。

偏头痛发作会继发脑梗吗

先兆性偏头痛和偏瘫型偏头痛病人先于或伴随偏头痛出现的局灶性神经体征,包括偏盲、偏身感觉障碍、轻偏瘫等,往往在 60 分钟内自行缓解。偶有超过 60 分钟还不缓解,而神经影像学证实有新的病灶,为偏头痛性脑梗死,这是比较少见的一种偏头痛类型。其发病机制包括血小板聚集性增高、动脉壁水肿、高凝状态、长时间严重血管痉挛等因素。偏头痛性梗死的临床特点是:偏头痛是突出的临床表现,伴偏盲、偏身感觉障碍、轻偏瘫等神经功能缺失体征。但偏头痛性梗死的发病率很低,Mayo 诊所一组 4 874 例

50 岁以下偏头痛、偏头痛等位症或血管性头痛病人，发生偏头痛性梗死仅 20 例。

患偏头痛有危险吗

偏头痛一般是一种反复发作的功能性疾病，但有一种情况是很危险的：病人有隐匿性颅动脉瘤，数年来有发作性搏动性头痛史，很可能诊断为偏头痛。一旦动脉瘤破裂出现剧烈头痛、呕吐，此时也可能根据既往史误诊为偏头痛的一次严重发作，而贻误病情。所以突然出现剧烈头痛、呕吐，必须到医院做头 CT 检查，排除蛛网膜下腔出血。这里指的突然头痛是无任何先兆，无从弱到强的头痛加重过程。往往是前 1 分钟还是很好的，一刹那出现剧烈头痛，且常在用力后发生，这种情况高度提示蛛网膜下腔出血，而蛛网膜下腔出血是危险性很高的一种疾病。

二、紧张性头痛

紧张性头痛有哪些表现

几乎每个人在一辈子中,都或多或少受头痛困扰过。紧张性头痛也是最常见的一种头痛类型,有的认为其患病率高于偏头痛,约占门诊头痛病人的半数。以青壮年多见,大多在 20 岁左右起病,随年龄增长患病率也增加。两性均可患病,女性多见,占 60%~75%。劳累、紧张、嘈杂的环境容易诱发。

紧张性头痛主要表现为:

① 部位:90%以上的病人表现为两侧头痛,多为两颞侧、后枕部及头顶部,甚至弥漫到整个头部都有疼痛感,有时伴有颈肌僵硬、不适或肩部疼痛。有时牵拉头发也有疼痛。检查时发现后颈部、肩部肌肉有压痛点,有时可以摸到一个或多个硬结,捏压该部位肌肉感觉轻松和舒适。病人常不由自主地按压后枕部或拍打头部以求缓解头痛。

② 性质:头痛多表现为持续性钝痛,有的呈紧箍咒样痛,伴有头部沉重,发胀或压紧感,病人常形容"像戴帽子似的",有的感到"头上好像压了一块石头",还有的感觉"头上箍了一条带子"等。不伴前驱症状如恶心、呕吐、畏光或畏声、视力障碍等。许多病人可伴有头昏、失眠、焦虑或抑郁等症状。

③ 程度:头痛的程度为轻至中度或时轻时重,多可以忍

受,很少因头痛而卧床不起或影响日常生活。常因看书、学习、生气、家庭矛盾、失眠、焦虑、抑郁、月经来潮、更年期等因素使紧张性头痛加剧。局部热敷、按摩等可使头痛减轻。

④ 病程:紧张性头痛病程数日或数年不等,以疼痛持续存在为特点,可成年累月发作而久治无效。据统计,病程在5年以上的约占25%,16%的病人病史长达20~30年。病人可以整天头痛,但病人的头痛在一天当中可逐渐减轻或增强,烦躁、生气、紧张、焦虑、抑郁或睡眠不足、劳累等因素可使头痛阵发性加剧。头痛发作多在睡醒后,可持续一整天。约有10%的病人在凌晨1~4点由于头痛剧烈而不能入睡。

⑤ 还有一部分病人不仅具有肌紧张性头痛的特点,而且还有血管性头痛的特点,伴有恶心呕吐、视物模糊、怕光流泪的临床表现,主诉双颞侧搏动性头痛伴有紧束感。这种既有紧张性头痛,又有血管性头痛的临床表现,称为混合型头痛。

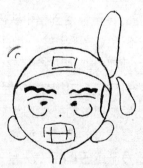

紧张性头痛的
诊断标准是什么

① 至少有10次发作满足以下②~⑤标准。每月有这样

头痛的天数:小于 1 天(偶发性紧张性头痛);在 1~14 天之间(频发性紧张性头痛);或大于 15 天(慢性紧张性头痛)。

② 头痛持续从 30 分钟到 7 天。

③ 至少有下列两项头痛特征:a. 有压迫或者紧箍式的头痛(但是没有搏动的感觉)。b. 轻至中度的头痛。c. 头的两侧都会痛。d. 头痛不会因走路上楼等日常体力活动而加重。

④ 符合下列两项:a. 没有恶心或呕吐,但可能会出现厌食。b. 病人没有怕光和怕声音的症状,或仅有一项。

⑤ 不能归因于偏头痛、肿瘤、脑膜炎或者神经系统疾病等其他疾患。

紧张性头痛有哪些类型

紧张性头痛根据发病原因可分为原发性和继发性两类。原发性是原因不明或因精神紧张、应激、焦虑抑郁而引起的持久性头颈部肌肉持续性收缩痉挛和血管收缩所致的牵涉性疼痛。继发性则常常是由于颈椎病、手术、外伤或感染等疾病,反射性引起头颈肌肉收缩,并压迫肌肉内的小动脉,产生局部肌肉的继发性缺血和酸性代谢产物、致痛物质的积聚,而产生的疼痛。当肌肉松弛后,局部的缺血和致痛物质的积聚还可能持续一段时间,从而使肌肉产生触痛和疼痛。

紧张性头痛根据发病的频率,可以分为 3 种:

① 偶发性紧张性头痛:每个月 30 天头痛的次数小于或等于 1 次。每年发作 1~11 天。每次发作时间为 30 分钟到 7 天。

② 频发性紧张性头痛:每个月 30 天头痛的次数在 1~

14 次之间。每年发作 12~179 天。每次发作时间为 30 分钟至 7 天。

③ 慢性紧张性头痛：每个月 30 天头痛的次数大于 15 次。每年达到 180 天。每次发作都至少持续数小时，甚至一直持续头痛不缓解。

在新的分类中还根据头痛发作的时间和颅周肌肉疾患将紧张性头痛再分为两种亚型：a. 发作性紧张性头痛包括与颅周肌肉疾患有关的发作性紧张性头痛和与颅周肌肉疾患无关的发作性紧张性头痛。b. 慢性紧张性头痛包括与颅周肌肉疾患有关的慢性紧张性头痛和与颅周肌肉疾患无关的慢性紧张性头痛。

发作性紧张性头痛起病急骤，每次发作疼痛可持续 30 分钟至 7 天。这种头痛发作前，病人大多有心理应激事件发生，如家庭发生重大变故，工作、学习受挫等。这些应激因素使机体一时难以应付，从而导致心理和躯体上的紧张，促使头痛发作。慢性紧张性头痛主要由长期的心理应激、抑郁、焦虑等精神因素造成，每次头痛可持续数周、数月，甚至一直持续不缓解，易形成恶性循环。这类头痛大多有条件反射心理，如怕光、怕噪声、易受周围病人的暗示等。

有些紧张性头痛病人为何否认存在紧张情绪

紧张性头痛又称肌收缩性头痛、心因性头痛，是一种由心身紧张、情绪因素引起的肌肉紧张性头痛，是常见的心身疾病，为功能性头痛。门诊时，经常遇到有些紧张性头痛就诊病人不承认有精神因素和紧张情绪。大多数紧张性头痛病人可能不会感觉到他们情绪上（如抑郁、焦虑、心悸及情绪过度紧张等)的变化,也不会察觉到他们会不自觉地存在后颈部肌群过劳现象。但经过医生仔细的检查、询问,不难发现病人的紧张情绪与头痛的直接关系。检查时,常常发现病人的情绪及肌肉都处在紧张状态中,头、颈、肩肌肉过度紧张,肌肉群上有硬结、压痛点。另外,有研究表明,紧张性头痛病人的紧张水平高于正常人群,即使在不头痛时也高。另在非头痛期,其紧张水平则显著低于头痛期。因此认为紧张和头痛之间是有关系的。日本学者 Maeno 完成的一项研究表明,以头痛为主诉就诊于初级医疗保健机构的病人,其多种躯体症状和持续时间较长的头痛,是重度抑郁发作的一个有效预警指标。

无论发作性紧张性头痛还是慢性紧张性头痛大多和突发的心理应激事件或长期的心理应激、抑郁、焦虑等精神因素有关,心理和躯体上的紧张,促使头痛发作。

当然也有一部分继发性紧张性头痛病人,颈脊椎的功能失常(颈椎病变及头、颈、肩胛部的姿势不良等)是其主要成因。这类病人可能的确没有紧张情绪,但其中相当一部分病人头痛持续数天或数周后,由于担心、焦虑产生心理和躯体上的紧张,从而加重了头痛。

"心病还需心药医",能否解除引起焦虑和抑郁的心境,缓解紧张情绪是紧张性头痛治疗成败的关键。平时应养成良好的生活习惯,保持开朗豁达的性格,保持正确的工作和学习姿势,不应经常沉醉于棋牌中。必要时可寻求心理医生的帮助。

引起紧张性头痛有哪些原因

紧张性头痛又叫肌收缩性头痛,它是由于额肌、颞肌、

枕肌等头颈部肌肉持续性收缩所引起的,导致头、颈肌收缩的原因很多,主要如下:

① 由于紧张的工作、学习压力、家庭矛盾及长时间的脑力劳动得不到放松等各种各样的原因,导致心情过分焦虑或抑郁、精神紧张,引起头颈部肌肉持续性收缩和脑血管痉挛所致的头痛。门诊病人中大部分病人是由于这方面的原因所引起。多见于青年人。

② 其他原因的头痛或身体其他部位疼痛的一种继发症状。常常是由于颈椎病、手术、外伤或感染等疾病引起头颈部肌肉持续性收缩,继而引起该部位血流减少而产生的局部缺血性头痛。多见于有颈椎病变的老年人,或因外伤、手术、感染等而引起的各类人群。

③ 由坐或立位时头、颈、肩胛部的姿势不良引起的头痛。由于长期保持一种姿势,反射性引起头颈和肩部肌肉持续性收缩,导致肌肉血液循环障碍和缺血,继发性地引起钾、乳酸、5-羟色胺、缓激肽等酸性代谢产物或致痛物质的局部积蓄,而产生紧张性头痛。如原因不去除,出现恶性循环,后期导致失眠,进一步加重头痛。多见于长期伏案工作或重复一些刻板动作的电脑工作人员、打字员、精细手工工作人员和使用显微镜的人员。

紧张性头痛的发病机制目前尚不明确,但多数学者认为肌肉收缩、血管收缩和神经系统运作不良等可能是紧张性头痛的几个重要原因。当气候的变化、精神压力、颈部紧张等引起头颈部肌肉持续性收缩后,会进一步压迫肌肉的小动脉,导致血管收缩,引起局部肌肉的血流量减少,造成缺血、缺氧而产生某些致痛物质导致头痛,即使肌肉松弛后,局部缺血也会持续几天,从而令痛苦继续。另外,由于枕神经穿过颈部肌肉,当颈部过度伸长,扭转或肌肉痉挛收缩时,会刺激该神经,引起兴奋,出现反射性头痛,所以紧张性头痛常和枕神经痛一同出现。紧张性头痛还和神经系统功能的不良运作有关。神经系统的递质物质,如前列腺素的增加会导致紧张性头痛,而5-羟色胺的浓度变化也可能导致紧张性头痛。紧张性头痛也可能是由于体内一氧化氮合酶(NOS)过度生成一氧化氮(NO),导致对疼痛过度敏感引起。中央疼痛神经元(三叉脊束核,丘脑,小脑)的超兴奋过程也被认为参与了慢性紧张性头痛的形成。大脑中痛觉抑制系统的失调也可能在慢性紧张性头痛中起到一定的病理生理作用。

虽然诱发紧张性头痛的原因很多,但一半以上的紧张性头痛是由于精神紧张、情绪异常以及不良姿势、睡眠不足或饥饿等诱发的。目前,比较普遍的诱因包括:

① 不良姿势:大部分患紧张性头痛的人都是长期伏案工作或重复一些刻板动作的"办公室动物"。由于头、颈、肩胛带的姿势不良、屈颈等,很容易造成慢性、持久的颈部肌肉收缩,从而引起头痛。

② 性别:女性患紧张性头痛的概率更大。特别是当女性月经来潮或更年期时,发生紧张性头痛的可能性很高。

③ 精神压力:由于压力带来的应激和焦虑在紧张性头痛的发病中引起一定作用,许多紧张性头痛病人处于长期的慢性焦虑、抑郁等显著的情绪紧张状态中。紧张的工作所带来的精神压力也许会对健康产生不良影响。

④ 睡眠:不够充足的睡眠或睡眠质量不好,或在一个过冷的房间睡觉,或睡觉时脖子的位置不合适,都容易会引起紧张性头痛的发生。

⑤ 饮食:饮食不规律,经常性的饥饿,饮酒都可能造成紧张性头痛。

⑥ 吸烟:有研究显示,吸烟者的紧张性头痛比不吸烟者更加严重。

⑦ 疾病:严重的感冒和鼻塞都可能引起紧张性头痛。眼疲劳和各种眼部的疾病造成的眼源性头痛也很有可能发展为紧张性头痛。

哪些人易患紧张性头痛

紧张性头痛是慢性头痛中最常见的一种,而导致紧张性头痛的原因主要有繁重的学习和工作压力造成的精神紧张、情绪异常以及睡眠严重不足等。怎样的人容易患紧张性头痛呢?

① 容易紧张的人：当今社会生活节奏快,工作任务复杂,竞争激烈,人们需要应对、处理的事情增多了。有些人不懂得如何放松,始终将自己置于强大的压力之下,长期处于紧张、焦虑和恐惧之中,缺乏对付紧张和心理压力的能力,缺乏自信,过度关心身体,这样的人容易患紧张性头痛。

② 人际适应不良的人：以往,人们的家庭、职业、生活地域都比较稳定,现在不同了,随着人际交往频繁,人际互动增加,冲突也在增加。如果人际关系的适应出现了问题,婚姻出了麻烦,与上司同事关系紧张等都会让人产生担忧、愤怒、压抑、焦虑等不良情绪。但很多人没有意识到这种不良情绪会对自身产生危害,是诱发头痛的实际原因。

③ 某些人格特征的人：紧张性头痛的人往往有这样一些性格缺陷:好强、固执、孤僻、谨慎、对他人的言论过度敏感。别人认为没什么大不了的事,他认为就是麻烦;别人能耐受的刺激,他不能耐受;别人能平静对待的变故,他觉得过不去。他的支配欲强,爱占主导地位,事事求全责备,

有完美主义倾向。使自己长期处于情绪紧张状态,但在行为上又表现出很强的自制。他们对环境有不安全感,常常有强烈的内心矛盾,从而发生该病。

④ 不良生活方式、工作方式也是造成紧张性头痛的主要原因:如通宵打牌,熬夜会让人疲劳不堪;长期久坐,腰、背、肩部疼痛;甚至视疲劳、颈椎痛等都会引发紧张性头痛。

从人群来看,哪群人易患紧张性头痛呢?白领阶层长期伏案工作或操作电脑,熬夜,工作任务复杂,竞争激烈,职业稳定性差,人际交往频繁,因此紧张性头痛已成为白领阶层常见的职业病。另外,处于考前冲刺阶段或面对繁重学习的学生,也是紧张性头痛的好发人群。虽然目前教育升学的渠道越来越多元化,但是附加在学生身上的压力似乎没有减低,课后补习、才艺教育以及考试压力,熬夜看书,长期睡眠不足、同学之间竞争以及对自我完美要求的压力,都可能会让学生长期处于紧张、焦虑状态,易患紧张性头痛。

紧张性头痛与偏头痛有何不同

紧张性头痛和偏头痛是两种独立的头痛类型,从临床上鉴别紧张性头痛和偏头痛的不同主要从以下两方面:

① 原因不同:紧张性头痛是由于精神紧张、焦虑、抑郁或颈椎局部疾病(颈椎病等)而引起头颈部肌肉持续性收缩所致的疼痛;而偏头痛多由于月经来潮、阳光照射、食物和食物添加剂等诱发。

② 临床表现不同:大约有90%以上的紧张性头痛病人为两侧头痛;多为两颞侧、前额、后枕部及头顶部或全头部;头痛多为持续发作性;头痛性质为钝痛、胀痛、压紧感、

麻木感和束带样紧箍感,而非搏动性;头痛持续数小时至数月,有的病人可有长年累月的持续性头痛,有的病人的症状甚至可回溯 10~20 年;病人可以整天头痛,但一天内可以有逐渐增强和逐渐减轻的波动感;头痛的强度为轻度至中度,活动后减轻,紧张时或晚上睡眠时加重;不因例行性的体能活动而加剧;不会有恶心、呕吐、对光或声音敏感等症状;激动、生气、失眠、焦虑或抑郁等因素常使头痛加剧。而偏头痛的部位多从一侧性开始,可以蔓延至整个头部;头痛呈发作性;性质为搏动性;持续时间为 4~72 小时;头痛的强度为中度至重度,活动后加重,睡眠或休息后减轻;多伴有恶心、呕吐或畏光、畏声。

由于临床上可以发现紧张性头痛和偏头痛同时发生在同一位病人,发作时不仅具有紧张性头痛的特点,而且还有偏头痛的临床表现,主诉双颞侧搏动性头痛、有时伴恶心、呕吐、焦虑、紧张、失眠。以及有些病人最初表现为偏头痛,若得不到有效的治疗,当发作频率逐渐增加后表现为发作性紧张性头痛,并可进而转为慢性紧张性头痛。因此,对这两种头痛的关系曾有不少报道,如 Takeshima 等在复习文献时指出:紧张性头痛和偏头痛两者之间有不少共同之处,如两者临床症状和特征可相互重叠,两者血小板 5 - 羟色胺均可降低,血浆 5 - 羟色胺均可升高,两者外周自主神经系统的交感神经功能均可低下,遗传学研究发现同一家族中既有偏头痛又有紧张性头痛病人等。近来 Hannerz 等更提出,慢性紧张性头痛是否为血管性头痛? 他们的实验研究是将慢性紧张性头痛病人先仰卧位,分别采用舌下含化硝酸甘油和头部放低位来诱发头痛。结果健康对照组未能诱发出明显的头痛,而慢性紧张性头痛病人的头痛强度加剧,并且颈部二维多普勒超声检测颈总动脉的管径和血流,发现头痛的强度增加与管径增大有关，即管径加大，头痛强度增加，管径变小，头痛强度也减弱。但头痛强度和血管内的血流变化无关。因此，作者认为慢性紧张性头痛病人头痛的发生和颅脑血流动力学有密切关系，但目前尚无定论。临床上将这类既有紧张性头痛又有偏头痛表现的头痛称为混合性头痛。

三、丛集性头痛和其他三叉自主神经性头痛

何谓丛集性头痛

丛集性头痛为一种原发性神经血管性头痛。1840 年，Romberg 首次对此型头痛进行了描述。丛集性头痛曾被称为偏头痛样神经痛、睫状神经痛、组胺性头痛、偏头痛性（Horton）神经痛等。1954 年，Kunkle 描述了其丛集性发作的特性并称其为丛集性头痛，此名称一直沿用至今。该病病因尚不明，一般认为是颅内、颅外血管扩张所致。其临床特点是反复的密集性发作的短暂的一侧剧烈锐痛或爆炸样头痛。病人在某个时期内突然出现一系列的剧烈头痛，一般无先兆。疼痛多见于一侧眼眶和（或）额颞部，可伴同侧眼结膜充血、流泪、眼睑水肿或鼻塞、流涕，有时出现瞳孔缩小、上睑下垂、脸红、颊肿等症状。头痛多为非搏动性剧痛，病人坐立不安或前俯后仰地摇动，部分病员用拳击头部、冰袋冷敷以缓解疼痛。不少病人的头痛在固定时间内出现，每次发作持续 15~180 分钟，会自行缓解。发作连串持续 2 周到 3 个月（称为丛集期），许多病人的丛集期在每年的同一季节发生。间歇期数月到数年，其间症状完全缓解。约 10% 的病人有慢性症状。丛集性头痛多见于男性，据国外统计男性发病率为 0.4%~1%，男性为女性的 4~5 倍，发病年龄 20~50 岁，多见于青年（20~29 岁），60 岁以

上少见,提示该病有自行缓解倾向。中国丛集性头痛发病率低于国外,慢性丛集性头痛患病率明显低于发作性丛集性头痛(1:10)。该病一般无家族史。血管扩张药物、酒类、组胺在丛集期内可诱发头痛,但在间歇期并不诱发头痛。其他诱发因素包括紧张、发热、天气变化等。有些病人通过压迫颞浅动脉缓解头痛,活动如上下楼也可使头痛缓解。组胺试验阳性;脑电图正常;脑血流量改变不明显。头痛发作时用镇痛安定类药物效果不佳,可应用面罩吸氧或鼻内滴2%利多卡因;也可用舒马曲普坦(英明格)皮下注射。预防和缩短丛集期可用皮质激素、碳酸锂、麦角胺或钙离子拮抗剂。泼尼松效果较佳,可缩短或中止丛集期。慢性病例可用碳酸锂。

丛集性头痛有哪些特点

丛集性头痛有以下特点:

① 部位:每次发作绝大多数在同一侧,只极少数变化到另一侧或双侧都痛。头痛常开始于一侧的眶上缘或眼球后部,急速扩展至额、颞、顶枕部,以至一侧面部,甚至同侧肩、颈部。

② 性质:头痛剧烈,呈刀割样、针刺样、撕裂样、挤压样或烧灼样疼痛,病人十分痛苦,常常坐卧不安,像发疯似地来回走动、哭泣、叫喊,甚至以头撞墙或想自杀。

③ 一般头痛发作前毫无先兆,且没有任何引起发作的扳机点。但部分病人可在头痛初始仅表现轻微头痛,以后逐渐发展出现典型丛集性头痛,故而多次发作后病人可预感丛集性头痛发作即将到来。

④ 多在夜间睡眠中发作,把病人从睡梦中痛醒。也可

以发生在每天的午休期间。

⑤ 发作时间和疼痛周期：头痛在 2~15 分钟即达最强程度，一般持续 15~180 分钟，此后症状迅速消失。缓解后少有后遗的疲乏或嗜睡情况，病人仍可从事原有活动。严重者可长达数小时。发作期每日 1 至数次发作，持续数周或数月不等，此时称为丛集期，然后转为数月至数年的无症状间歇期；85% 的病人发作有周期性特征，每次丛集性发作几乎在相同的时间，持续时间基本相似。有些病人的发作十分"准时"，像定时钟一样，几乎每年哪一个季节、哪一天要发作都可以预测，以春、秋季多发。慢性丛集性头痛病人症状持续发作 1 年以上，或虽有间歇期，但不超过 14 天。

⑥ 伴发症状或体征：头痛发作时伴发患侧球结膜充血、流泪、流涕、鼻塞、颜面潮红、出汗、眼睑水肿，尚有患侧瞳孔缩小，眼睑下垂等不全性霍纳（Horner）综合征，偶伴恶心、呕吐。另外，由于长期头痛，病人会出现情绪抑郁，性格改变等精神症状。体检可发现病人患侧颞动脉充盈及病侧皮肤温度升高。

⑦ 饮酒或硝酸甘油等血管扩张剂可以激发头痛发作和加重头痛。

⑧ 多数病人使用麦角胺有效。

丛集性头痛应怎样诊断

丛集性头痛的诊断主要根据其反复丛集性发作的病史和典型的临床症状，缓解期无阳性神经体征，缺少实验室及其他辅助检查的依据。

根据国际头痛协会诊断和分类法，丛集性头痛的诊断标准为：

① 至少有 5 次头痛发作符合②～⑤。

② 严重单侧眶部、眶上和（或）颞部疼痛，不处理持续 15～180 分钟。

③ 发作频率隔日 1 次到每日 8 次。

④ 头痛时头痛侧至少伴有以下一项症状或体征：a. 球结膜充血。b. 流泪。c. 鼻塞。d. 流涕。e. 前额及面部出汗。f. 瞳孔缩小。g. 上睑下垂。h. 眼睑水肿。

⑤ 排除颅内、外其他引起头痛的器质性疾病。

丛集性头痛分哪几类

1988 年，国际头痛协会（HIS）将丛集性头痛列为独立的疾病单元，并根据头痛特点将丛集性头痛分为以下 3 类：

① 发作性丛集性头痛：符合丛集性头痛的诊断标准；至少有 2 次发作，其丛集期持续（若不治疗）7 天至 1 年，两次发作的间歇期至少 14 天。

② 慢性丛集性头痛：符合慢性丛集性头痛的诊断标准；丛集期大于 1 年，无间歇期或间歇期小于 14 天。

A. 发作性转为慢性丛集性头痛（继发性慢性丛集性头痛）：a. 符合慢性丛集性头痛的诊断标准。b. 至少先有 2 次丛集期发作的间歇期大于 14 天。

B. 初发即为慢性丛集性头痛（原发性慢性丛集性头痛）：a. 符合慢性丛集性头痛的诊断标准。b. 发作间歇期始终小于 14 天。

③ 周期不定的丛集性头痛：发作性丛集性头痛，占 80%～90%。慢性丛集性头痛，占 10%～20%，其中继发性慢性丛集性头痛极少见。

专家诊治 头痛

哪些疾病会出现头痛症状

043

丛集性头痛是怎样发生的

丛集性头痛的发病机制至今尚不明确，目前对其疼痛、血管扩张、自主神经症状及周期性的产生机制有以下几种观点可供参考：

① 血管源说：某些扩血管药物，如硝酸甘油、组胺、乙醇等可诱发丛集性头痛发作，而缩血管药物，如麦角胺、去甲肾上腺素等可使之缓解。有研究发现丛集性头痛发作时痛侧海绵窦段大脑中动脉管径扩大，发作停止后变小。经颅多普勒检查，丛集性头痛发作时痛侧大脑中动脉平均血流速度明显高于对侧，也高于缓解期，而痛侧大脑前动脉流速低于对侧。热成像检查发现痛侧眶区散热增加。

② 神经源说：丛集性头痛发作疼痛部位均发生在三叉神经第1、2支分布区，提示与三叉神经有关。可能三叉神经受到逆行性刺激，诱发P物质和其他血管活性肽释放，引起血管扩张而头痛。疼痛发作侧的自主神经症状，提示交感神经兴奋性降低，副交感神经兴奋性增高，说明自主神经功能障碍在丛集性头痛发病中起一定作用。实验发现眶上静脉及海绵窦炎症可能导致眼静脉回流障碍和激活感觉神经纤维及损害交感神经纤维，引起眼痛、流泪、鼻塞、流涕等症状。因此，可以认为血管因素和神经因素在头痛发作中可能共同起作用。丛集性头痛发作有明显周期性，有的像定时钟一样，每天几乎在恒定的时间发作，因此有人提出丛集性头痛可能存在中枢神经系统功能障碍，如源于下丘脑后部调节自主神经的神经元功能障碍，下丘脑前部，如视上核与生物钟节律有关的神经功能紊乱。最近功能神经影像

学 fMRI 和 PET 研究证实,丛集性头痛发作期同侧下丘脑灰质代谢有变化,而下丘脑后部灰质的深部脑刺激术可缓解难治性丛集性头痛,这更支持丛集性头痛可能原发于下丘脑神经功能紊乱。生物钟受 5 - 羟色胺调节,某些治疗丛集性头痛的药物可加强 5 - 羟色胺能神经传导,提示有 5 - 羟色胺能神经的功能障碍。

③ 组胺说:丛集性头痛曾被称为组胺性头痛,Horton 认为组胺是其发作的主要的神经介质。组胺是一种强血管扩张剂,部分丛集性头痛病人血中组胺增高,皮下注射组胺可以诱发病人头痛发作,丛集性头痛的临床症状很像组胺反应,应用组胺脱敏治疗对部分病人有效。此外,有人发现,丛集性头痛病人痛侧颞部皮肤肥大细胞增多,其活性增强,该细胞能合成和释放某些血管活性物质,如组胺、5 - 羟色胺等。据此提出丛集性头痛发病与组胺有关,但确切机制、因果关系并不清楚。

另外,由于该病多发于青年男性,故又有人提出睾酮学说,部分病人应用外源性睾酮疗效较好。

因此,丛集性头痛的发病可能是因三叉神经、交感神经、副交感神经发作性放电,颈内动脉管壁肿胀致颈动脉周围交感神经节后纤维受损,而出现眼部自主神经症状。颈内外血管扩张可能是因为继发于脑干至血管的投射纤维的激活所致。三叉神经或上颈髓的传入纤维通过三叉神经脊束核向脑干传入冲动的增加,使头痛加重。其头痛发作的反射通路可能涉及第 V、Ⅷ、Ⅸ、Ⅹ 脑神经。这些脑神经通过组胺、肽类及胆碱能神经递质引起血流改变,并影响丛集性头痛发作的疼痛及其伴随症状。

发作性丛集性头痛和
慢性丛集性头痛有何不同

按丛集性头痛诊断标准,慢性丛集性头痛与发作性丛集性头痛发作时临床表现相似,仅有缓解期起始与持续时间的不同,但最近发现两者有一定临床差异:

① 与发作性丛集性头痛相比,慢性丛集性头痛在两次发作间期更多出现轻度持续性头痛。

② 发作性丛集性头痛疼痛部位主要为眶后及颞部,但慢性丛集性头痛也可有上齿、颚部、面颊、耳、肩部疼痛及疼痛部位的左右换位。

③ 发作性丛集性头痛、慢性丛集性头痛,最常见的自主神经症状均为流泪,但慢性丛集性头痛流涕症状较少,而恐嗅症出现较多。

④ 慢性丛集性头痛发作持续时间较发作性丛集性头痛短。原发性慢性丛集性头痛与继发性慢性丛集性头痛间也存在差异:a. 原发性慢性丛集性头痛较继发性慢性丛集性头痛更多出现右侧头痛。b. 原发性慢性丛集性头痛与继发性慢性丛集性头痛的发作持续时间常为 15~120 分钟,但继发性慢性丛集性头痛中有更大一部分发作时间为 120~180 分钟。c. 继发性慢性丛集性头痛发作时更多伴流泪、鼻充血、流涕及上睑下垂,而原发性慢性丛集性头痛更多伴面部流汗及眼睑水肿。

研究显示有 4 个因素能预测发作性丛集性头痛转变至慢性丛集性头痛:

① 病程长短:病程长于 20 年的发作性丛集性头痛有 20.5% 转为慢性;短于 20 年的仅 9.4% 转慢性。但病程影

响也并非很大,因疾病病程越长,其转变类型概率越高。

② 较晚的发病年龄:发作性丛集性头痛平均发病年龄27.1岁,继发性慢性丛集性头痛则为34.9岁。

③ 性别:发作性丛集性头痛病人中分别有9.1%的女性,13.6%的男性转为慢性。

④ 丛集期、缓解期特点:与未发生转变的发作性丛集性头痛相比,更多继发性慢性丛集性头痛在转慢性前有长于8周的丛集期,缓解期短于6个月,每年有1个以上丛集期或更频繁的散发性发作。

而以下因素能促进原发性慢性丛集性头痛转变为继发性慢性丛集性头痛:

① 应用预防性药物治疗:由慢性丛集性头痛转为继发性慢性丛集性头痛的病人中,约56%使用了预防性药物治疗。

② 发病时早:继发性慢性丛集性头痛平均发病年龄26岁,而原发性慢性丛集性头痛为35岁左右。

③ 超过20年的病程:病程长于20年的慢性丛集性头痛病人,仅有46.6%始终保持慢性。

④ 性别:原发性慢性丛集性头痛转变为继发性慢性丛集性头痛多见于男性。

哪些人易患丛集性头痛

① 有过敏体质的人:丛集性头痛又称为组胺性头痛,而组胺与过敏反应有重要关系。这种过敏反应为Ⅰ型变态反应,花粉、霉菌、虾、鱼及蜂毒等作为抗原刺激浆细胞产生IgE抗体,此抗体与靶组织中肥大细胞或血液中嗜碱性粒细胞结合,当再次接触这些抗原,即可导致细胞脱颗粒,释

放出组胺，这些介质使靶细胞的平滑肌痉挛，微血管扩张，血管通透性增加，血浆外渗和组织水肿，腺体分泌增加，从而产生丛集性头痛的一系列临床表现。

② 嗜酒和长期吸烟的男性：丛集性头痛多见于强壮男性，其发生原因尚不明确，但可能和激素（荷尔蒙），尤其是睾丸酮（男性激素）有关。研究发现，头痛发作期血中睾酮水平降低，缓解期恢复正常。另外，嗜酒和长期吸烟的人群丛集性头痛患病率较高，研究发现多达 90％ 的丛集性头痛病人吸烟或曾有吸烟习惯。乙醇可诱发丛集性头痛的发生。故而，嗜酒和长期吸烟的青、中年男性要尤其小心，争取戒烟、戒酒。

③ 有头部外伤史、手术或感染的人群：研究表明头部外伤与丛集性头痛有关联，头部外伤可损伤颅内外的周围神经或中枢神经结构，成为丛集性头痛的诱发因素。手术或感染等也可诱发该病。

④ 有丛集性头痛阳性家族史的人群：丛集性头痛一般无家族史。但研究显示，约 10％ 的丛集性头痛病人存在阳性家族史，慢性丛集性头痛中有 20％ 属家族性丛集性头痛。

慢性阵发性半侧颅痛有哪些主要表现

慢性阵发性半侧颅痛是国际头痛协会认定并和丛集性头痛分到一组的良性头痛疾患，临床表现和丛集性头痛相似，但有特有的临床表现可资鉴别。慢性阵发性半侧颅痛多发生在女性，头痛发作持续时间更短，一般 2~25 分钟；频率更高，一般平均 15 次/日，也可高达 40 次/日；病程也更长,可达数年。主要表现为严重单侧眶部,眶上和(或)颞部搏动性疼痛,症状总在同侧不变,头痛时在头痛侧至少伴有下列一项症状或体征:a. 结膜充血。b. 流泪。c. 鼻塞。d. 鼻溢。e. 上睑下垂。f. 眼睑水肿。慢性阵发性半侧颅痛对用于预防和治疗丛集性头痛的药物无效,而对吲哚美辛(消炎痛)显效,对该药不显效时可增至 50 毫克,每日 3 次,但需较长时间使用维持量。

头痛伴结膜充血、流泪是什么病

伴结膜充血、流泪的短暂持续性偏侧神经痛样头痛发作,简称 SUNCT。在《国际头痛分类》第 1 版出版后始有报道,经过 10 年后已被认为是一种疾病概念,是新引入的头痛分类,SUNCT 较少见,因而认识不足多被误诊。主要表现为单侧眼眶、眶上或颞部的针刺样或者搏动性头痛,每次发作持续5~240 秒,在头痛的同侧伴发自主神经症状包括流泪,及由于血管扩张引起的眼结膜充血、鼻塞、流涕、额部出汗、眼睑水肿,头痛侧的眼压增高,发作频率为 3~200 次/日。SUNCT 有些病人可只有结膜充血和流泪中的一项,也可伴有鼻塞、流涕、眼睑水肿等。因此,SUNCT 被认为可能是《国际头痛分类》第 2 版附录中,记载的伴头部自主神经症状短暂持续性偏侧神经痛样头痛发作的派生型。

好发于眶部的头痛应怎样区分

好发于眶部的头痛应怎样区分见表 2。

表2　好发于眶部的头痛特点

项　目	慢性阵发性半侧颅痛	丛集性头痛	半侧颅痛	三叉神经痛	伴结膜充血、流泪的短暂持续性偏侧神经痛样头痛发作
性别(男:女)	1:2	6:1	1:2	1:2	10:1
发病年龄(岁)	6~81	20~40	11~58	50~60	30~68
疼痛性质	刺痛、搏动性疼痛	刺痛	钝痛基础上有搏动刺痛	三叉神经第1、第2支区域	刺戳
最痛部位	眶/颞部	眶/颞部	眶/颞部	不定	眶周
每日发作次数	1~40	0~8	不定	数秒	不定
发作持续时间(平均)	2~120分钟(2~25分钟)	15~180分钟(20~45分钟)	数分钟至数天	无	数秒
伴发自主神经症状	有	有	有(轻)	无	有
饮酒触发	是	有时	是	无	无
吲哚美辛(消炎痛)疗效	显效	无效	显效	无	无

四、其他原发性头痛

还有哪些头痛属原发性头痛

除了偏头痛、紧张性头痛、丛集性头痛等原发性头痛外,其他原发性头痛包括:原发性刺痛性头痛、原发性咳嗽头痛、原发性奋力头痛、原发性性活动伴随的头痛、睡眠头痛、原发性霹雳头痛、连续性半侧颅痛、新症每日持续性头痛。

何谓原发性刺痛性头痛

原发性刺痛性头痛综合征,又可称为"刺戳颠簸综合征"、"凿冰样头痛"、"急剧刺戳样头痛"和"眼中钉综合征"。

原发性刺痛性头痛的准确发病率尚不清楚。这些刺戳样痛往往与其他类型头痛相伴随,它们可以单独发生,也可以在其他类型头痛之前多次发作。据报道,40%的偏头痛病人可发生此综合征,且与偏头痛常位于同一区域。只在偏头痛发作之前或发作期间,此头痛发作次数才增加。也有报道它可以与丛集性头痛、紧张性头痛和外伤后头痛伴发。然而,有部分病人的原发性刺痛性头痛是一个独立的疾病,其发作次数变化很大。病人可能一天发作 1~2 次,但也可多至每日 50 次。疼痛可以周期性发作,但是像丛集性头痛那样的固定形式较罕见。也无丛集性头痛或慢性阵发性偏侧头痛那样的性别倾向。

疼痛的持续时间多为数秒钟，几乎均短于 1 分钟。疼痛可发生在任何部位，以颞部、眼眶和眶上最常见。疼痛的强度多为中度至重度，部分病人在剧烈的疼痛发作后约数分钟至数小时，在疼痛部位有压痛。原发性刺痛性头痛发作多无诱因，但有一些病人曾诉突然的姿势改变、用力、从暗处到亮处以及头部动作均可能激发发作。

因为原发性刺痛性头痛往往是意外地发生，而且疼痛剧烈，所以对病人的干扰非常大。单次发作可能不会对病人有很大影响，但是当一天有多次发作时，病人则会难以忍受而就医。

神经痛样头痛和血管性头痛有何不同

门诊经常有病人主诉近来头"跳"痛，仔细询问之下头痛时不规则地"跳"一下，间隔一段时间又"跳"一下。其实这是抽痛或刺痛，其特点是"跳"得不规律，跳得很严重，间歇期无不适，这是神经痛样头痛的表现。疼痛可发生在三叉神经痛第一支的分布区，及眶部、颞部、前额区，也可发生在枕大神经分布的后枕部，反复发作，发作频率从每天数次至每分钟数次，可在无任何器质性病变时出现自发的发作性局灶性神经痛样头痛，也可继发于颈椎病、带状疱疹。而血管性头痛的"跳"痛是规律的，与心跳和脉搏是一致的。区别两者很重要，用药完全不同，前者可用卡马西平、苯妥英钠等治疗神经痛的药物，而后者用钙离子拮抗剂氟桂利嗪（西比灵）、尼莫地平解除血管痉挛有效。

何谓咳嗽性头痛

剧烈咳嗽、喷嚏后出现短暂的、严重的头部疼痛称为咳嗽性头痛。此病多发于中年男性，较为少见，许多病人在呼吸道感染时出现剧烈咳嗽或严重的喷嚏后，即刻发生如同钉样的疼痛，很快达到高峰，在数秒钟或1分钟内疼痛消失，少数病人在疼痛顶峰持续几秒钟然后减轻，绝大多数间歇期无头痛，但少数病人仍感到钝痛，可持续几个小时。头痛部位多数为全头痛，但大约1/3病人头痛局限在一侧。

咳嗽性头痛的病因包括：

① 特发性：绝大多数的咳嗽性头痛病因不清，可能与颅内压的突然增加有关，呈良性自限性病程，称良性咳嗽性头痛。

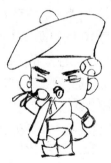

② 器质性：至少10％的咳嗽性头痛是颅内器质性病变所致。主要是后颅凹的肿瘤和先天性小脑扁桃体和延髓下疝综合征。因此，对此类头痛应进一步做MRI检查，以排除脑器质性病变。

咳嗽性头痛的发病机制为：当剧烈咳嗽、喷嚏、突然用力等诱因可使胸腔内压和腹腔内压增加，造成静脉回流到右心房受阻，使得中心静脉压增加，静脉压力增加传递到颈静脉系统和硬膜外静脉丛，冲击压迫硬脊膜，造成蛛网膜下腔的压力进一步增加，静脉压的增加直接使得颅内压增加而产生头痛。

用力后为何会头痛

有些人在运动和体力劳动如举重物、弯腰和用力排便时，发生爆炸性、程度较剧烈的头痛，常位于前额，也可在枕部，单侧或双侧，持续数秒至数分钟即自行缓解。头 CT 或 MRI 未发现蛛网膜下腔出血征象，这可能为奋力性头痛。正常人在运动和体力劳动后交感神经兴奋，出现血压升高、脉搏加快，身体表面和肌肉内动脉扩张。奋力性头痛病人在用力时体表小动脉扩张不够，从而血压升高，导致大动脉受牵拉而引起头痛。该病常表现为良性发作性病程，在数月或 1~2 年内复发，以后消失。曾有人对 103 例病人进行 3 年以上的随访，仅有 10 例出现其他神经系统疾病。"举重者头痛"是较特殊的奋力性头痛，可单次发作或在数月内反复发作，每次持续数小时或数天，很容易怀疑为蛛网膜下腔出血。因此，在作出此病诊断前需排除其他疾病，尤其是颅内动脉瘤的"警告性渗漏"。另外，颅高压时，咳嗽、喷

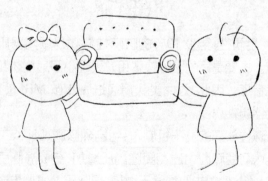

嚏、大笑、用力时也会出现头痛加重,需注意鉴别。在这里,特别要提醒那些平时很少锻炼的人们,突然参加运动,并且运动量较大时,就容易诱发这种头痛。避免过度体力活动或在运动前服用麦角胺可预防头痛的发作。

性生活为何也会头痛

与性生活有关的头痛绝大多数是男性,可分为 3 类:一类在性兴奋时出现紧张性头痛,位于头、颈部的钝痛,随性兴奋性增高而加重。另一类是在性欲高潮期突然出现剧烈的搏动性或爆炸性头痛。少见的一类是性交后出现类似低颅压的体位性头痛。性生活头痛以往也称良性性头痛,一般持续数分钟至数小时。如在达到性欲高潮前停止性活动,头痛在几分钟内消退。Lance 在 1976 年报道了 21 例病人,其中 7 例进行了脑血管造影检查,也未发现动脉瘤。对 18 例病人进行了为期 2~7 年的追踪观察,均未出现其他神经系统疾病。但如果性生活头痛持续数小时,或伴有呕吐,必须进行头 CT 检查,以排除动脉瘤及血管畸形破裂引起的蛛网膜下腔出血和高血压脑出血。反复发生的性生活头痛,可服用吲哚美辛(消炎痛)预防发作。

什么是睡眠头痛

典型头痛发生在入睡后数小时,使病人从睡中痛醒。一般持续 15~30 分钟,多为全头痛,也可为单侧。性质可为搏动性。头痛过后病人可继续入睡,但几小时后可因再次头痛而醒来。一夜头痛可反复发作 3 次。女性多见。极少数病人白天睡眠时也有头痛发作。头痛发作时不伴随着明、畏声及自主神经系统紊乱的症状和体征。

关于睡眠性头痛的发病机制，目前尚无定论，现有如下推测：

① 睡眠性头痛病人在快眼动相睡眠时，影响了脑干背侧缝核和局部蓝斑核的基本功能而发生头痛。

② 睡眠性头痛发生的时间特征提示可能与生物钟紊乱有关。

③ 还有人认为睡眠性头痛与史肯可综合征有相似的发生机制，即快眼动相睡眠时锥体运动系统被激活。

治疗方面，入睡前服 200~600 毫克碳酸锂有效。若锂剂不能耐受，可试用维拉帕米（异搏定）和氟桂利嗪（西比灵）。

何谓新症每日持续头痛

新症每日持续头痛的病人可突然发生头痛，在小于 3 天的时间内就可达到高峰，头痛多为持续性，1 个月内发作超过 15 天，平均每天发作超过 4 小时，并且新发的头痛情况已持续 1 个月以上，病人病前多没有紧张性头痛或偏头痛的病史。病人一般较年轻。少数病人是在于病毒感染后发病出现头痛的。那些原来就有头痛或偏头痛病史的病人，在新症每日持续头痛发病后，其原有头痛频率和严重程度可保持不变。

五、头和（或）颈部外伤引起的头痛

～※～ 什么是脑震荡 ～※～

头部受暴力打击后发生短暂意识丧失（昏迷），随即清醒，大多数病人在几秒钟或几分钟内恢复知觉，一般不超过30分钟。清醒后可有头痛、头晕、恶心、呕吐和无力等。病人还有逆行性遗忘，即醒后对受伤经过、伤前不久的事情完全不能回忆。神经系统检查无阳性体征，头CT和MRI未见脑挫裂伤和出血等病变，诊断为脑震荡，为颅脑损伤最轻的一型。以往认为脑震荡没有病理形态上的变化，但近年来研究发现造成脑震荡时外力作用的强度有时已足以产生器质性损害，如脑组织轻度充血、水肿，灰质、白质、胼胝体和第四脑室底部室管膜点状出血或小型坏死灶，大脑和脑干网状结构神经元胞体肿大、染色质溶解，灶性神经元减少或消失等。多数病例以上病理改变可以吸收恢复，但有些病理改变严重可遗留瘢痕，构成临床症状。如职业拳击手由于头部经常遭受暴力打击，反复发生脑震荡，导致严重脑萎缩而痴呆。关于发生短暂意识丧失的机制，近年来已被公认头部受到强烈打击的瞬间，导致脑干网状结构受损而出现短暂意识丧失。清醒后出现头痛、头晕的机制可能与外伤刺激脑血管功能紊乱和脑水肿有关。脑震荡的诊断标准是：a. 脑，尤其是脑干功能的一过性障碍。b. 现有客观辅助检查无明确的阳性发现。c. 以一过性意识障碍（30分钟以内)、逆行性遗忘、脑外伤后综合征为其临床表现特征。在这里要强调一下,只有头部轻度外伤没有意识丧失,不能诊断脑震荡。

脑震荡后的症状一般在适当休息数天至1周后消失。必要时可给予止痛药和镇静剂。如呕吐持续时间长,头痛加重,此时应警惕发生颅内血肿的可能。

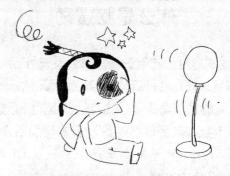

轻微头部外伤为何也会头痛

许多人在轻微的头部外伤后,伴或不伴短暂的意识丧失,常诉说有头痛、头晕、耳鸣、心慌、多汗、乏力、颤抖、恶心、纳差、记忆力减退、情绪急躁、易紧张、失眠、多梦等,称为颅脑外伤后神经衰弱综合征。临床表现多种多样,而头痛是最常见而又突出的症状。头痛的部位多为全头部,也可是局限的,头痛性质多为胀痛、钝痛、搏动性痛或紧箍感。常因外界因素,如环境嘈杂、空气污浊、劳累、用脑时间长而头痛加重。以上症状持续时间长短不定,可从数月至数年,多数病人在半年内症状消失。这类病人除适当休息外,需采取心理治疗和安慰,可给予镇静和镇痛药物以及其他对症处理,必要时应用抗抑郁药,缓解病人的焦虑紧张情绪。

车祸时头没有受伤
为何也会头痛

车祸时背部受撞击,之后出现单侧或双侧耳后或枕部疼痛。头部没有被撞击,为什么会头痛呢? 这是因为躯干突然受到向前或向后冲击时,惯性作用使头部落于躯干运动之后,环枕关节和颈椎发生甩鞭样过伸过屈或旋转运动所致枕项关节韧带和肌肉的过度牵拉和撕扯,也可使已有的颈椎病加重,严重者可导致环枕椎骨折、脱位,此时颈髓、下位脑干和脑组织可因在颅腔内移动而损伤,出现头痛,这称为项部甩鞭样损伤后头痛。休息和对症治疗后多可缓解。

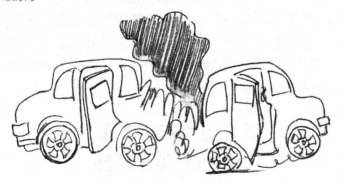

久治不愈的脑外伤头痛
是脑震荡后遗症吗

有的病人脑外伤时有轻度的意识障碍和逆行性遗忘,之后主述头痛或头晕。头痛多为全头性,一般为钝痛、跳痛、胀痛,可因劳累、精神紧张、激动、头部震动或头部转动等因素而加重。头痛持续时间因脑外伤的程度不同而异，一般在外伤后数日内头痛明显，1～2周后头痛逐渐减轻。这可能与外伤刺激脑血管功能紊乱或神经传递功能紊乱有关。而有些脑震荡病人有较长期头痛、头晕、记忆力差和失眠等症状，但这些症状多数与脑震荡的程度不成正比，此时切不可轻易诊断为"脑震荡后遗症"。因为，这种诊断容易给病人误认为不能治愈的错误概念，是十分有害的。在门诊遇到一"见义勇为"者，头部被铁器打击后一直头痛，5年来各大医院久治不愈，不能上班，甚至不能做家务。给予阿米替林口服，逐渐加量至4片/日，头痛缓解，情绪改善。因此对久治不愈者除考虑有否继发性病变外，亦应注意到心因性精神因素在慢性头痛中的意义，不能轻易下后遗症的诊断。抗抑郁药治疗往往有效，可选用氟西汀（百忧解）、帕罗西汀（赛乐特）、西酞普兰（喜普妙）、文拉法辛（怡诺思）、舍曲林（左洛复）等，米氮平（瑞美隆）除抗焦虑作用外，还可帮助睡眠和改善胃口；三环类抗抑郁药阿米替林疗效较好，但有时嗜睡、便秘的不良反应不能耐受。

脑外伤当初头不痛，为何以后越来越痛

很多老年人不小心头在门窗上轻轻撞了一下，头也不痛，很快把这事忘了。但几周或几个月后出现头痛，越来越重，可伴恶心、呕吐、反应迟钝、精神异常，甚至于偏瘫、失语。此时做头CT检查，发现脑表面形成月牙形占位性病变，此为硬膜下血肿，因轻微脑外伤撕裂了脑表面硬膜窦的静脉或脑软膜小动脉引起出血所致。外伤当时出血量很少而无头痛，之后可因反复出血（慢性硬膜下血肿急性发作），或因血肿中高蛋白液体渗透压作用而使血肿增大，出现头痛，压迫脑组织而出现神经系统定位体征。有明显占位性效应（体积大）的硬膜下血肿应手术清除，小病灶无需手术，慢慢可自行吸收。

六、颅脑和颈部血管疾病引起的头痛

脑出血会头痛，脑梗死不会头痛吗

中老年人，特别是有高血压史的，突然头痛伴一侧肢体麻木、无力，特别要注意脑出血。但并不是说只有脑出血才会头痛，大面积脑梗死也伴有头痛，尤其是有心脏病房颤的病人，心源性栓子脱落造成了大面积脑栓塞或多发性脑栓塞，引起颅内压增高，也同样出现头痛。一般说脑出血病人大多有高血压病史，在活动或情绪激动时发病，数十分钟至数小时症状达到高峰，发病后测血压很高，除突然头痛、恶心、呕吐外，可伴有不同程度的意识障碍，头颅 CT 检查见有高密度出血灶。而脑梗死中的脑血栓形成大多在安静或睡眠中发病，10 余小时或 1~2 天达到高峰，有或无高血压病史，发病后血压不高或轻度增高，一般头痛、呕吐、意识障碍轻或无，头颅 CT1~3 天后显示低密度病灶，头颅 MRI 弥散对急性脑梗死敏感性强，往往在发病 6 小时后即可看到新鲜梗死灶的部位和范围。而有持续性或阵发性房颤的病人，可在活动中发病，心源性栓子脱落造成脑栓塞，出现突然头痛、偏瘫，多在数分钟内达到高峰，与脑出血症状相似，即刻的头颅 CT 没有高密度出血灶，排除了脑出血后可考虑脑栓塞。因此，病人就诊后必须及时做头颅 CT 或 MRI

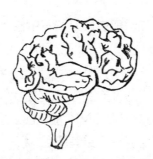

检查,以明确是脑出血,还是脑梗死,以利于进一步治疗。

突然头痛没有瘫痪也会脑出血吗

门诊中有很多病人头痛几天了才来就诊,一做头 CT 或 MRI 检查发现是脑出血,病人觉得很奇怪,没有瘫痪怎么会是脑出血呢? 其实不同脑组织有不同的功能,受损伤时出现不同的症状和体征,除肢体瘫痪外,还可能出现失语、偏盲、共济失调等。脑部还有一些"静区",损害时可能没有任何症状和体征。另外,蛛网膜下腔出血是一种脑表面的出血,还有脑室出血,都不损害脑组织,刚发病时除头痛外可没有其他症状和体征。因此,突然头痛,特别是发生以前没有经历过的头痛,病人一定要警惕,必须及时就诊和检查。

头痛是脑腔梗发作了吗

很多中老年病人因头痛就医,头 CT 显示多发性腔隙性脑梗(腔梗),就以为自己又有一次新的脑梗死,静脉点滴活血药治疗一个疗程才放心。其实不然,腔隙性脑梗是指发生在大脑半球深部白质及脑干的缺血性微梗死,即小动脉、微小动脉闭塞遗留下来的病灶,俗话说是个"疤"。因为腔梗的病灶那么小,是决不会引起头痛的。这往往是以往自己在没有感觉时发生的;或是症状很轻,忽略了。腔梗灶不会消失,每次 CT 或 MRI 检查都会显示出来,并不说明发生了新的脑梗。头痛另有原因,如高血压、感冒、偏头痛、失眠、情绪不好、药物影响等,对症治疗一下即可。但如发现了多发的腔梗病灶,却需引起重视,以后可能会出现许多临床综合征,如纯运动性轻偏瘫、纯感觉性卒中、共济失调性轻偏瘫、构音障碍 – 手笨拙综合征、感觉运动性卒中等,甚至出现严重精神障碍、痴呆、帕金森综合征,必须按照脑血管病防治指南,长期规范用药预防。

年轻人突然头痛也会脑卒中(中风)吗

脑卒中,俗称"中风",也就是脑血管意外,往往是中老年人动脉硬化的并发症。但蛛网膜下腔出血往往发生在青年人身上,好发于 30~60 岁间。大多数病人有先天性动脉瘤或脑血管畸形,在血管破裂出血前没有任何症状,病人并不知道自己有先天性疾病。在用力、激动、过劳、饮酒或剧烈活动后血管破裂,突然出现局限性或全头部剧烈疼痛,可伴呕吐、项背部疼痛、意识障碍。因发病年龄、病变部位、破裂血管的大小及发病的次数不同,临床表现各异,轻者可仅有轻中度头痛,重者突然爆裂样头痛,很快进入昏迷并在短时间死亡。约 1/3 的病人发病前数日或数周有头痛、恶心、呕吐等"警告性渗漏";少数病人动脉瘤扩张压迫邻近结构出现搏动性头痛和脑神经瘫痪(常见的是动眼神经麻痹）。因此，年轻人突然头痛必须立刻就医，尤其是在情绪激动或剧烈活动后发生的头痛。这里指的"突然"一般是在数分钟内头痛达到高峰，而不是逐渐加重。头颅 CT 检查是诊断蛛网膜下腔出血最快速、安全的检查，也较敏感。不仅可早期确诊，还可判定出血部位、出血量、血液分布等，发病距 CT 检查时间越短，通常显示出血越清楚。有时出血量少，发病后几天才去检查，出血和脑脊液混合在一起，CT 分辨不清，此时可做腰穿检查，见到血性脑脊液可诊断。

蛛网膜下腔出血
为何头痛会加重

病人突发剧烈头痛而就诊，头颅 CT 检查明确是蛛网膜下腔出血，经脱水降颅压等治疗及随着时间的推移，颅内压下降，血液分解产物逐渐吸收，头痛越来越减轻。但在一次不经意的翻身或解大便后，突然又头痛加剧，甚至出现意识障碍。这是怎么回事呢？原来引起蛛网膜下腔出血的动脉瘤位于脑表面，出血不能对破裂的动脉瘤起到压迫止血的作用，是因破裂处纤维素栓子和凝血块形成而止血。在蛛网膜下腔出血后第 3 天至第 3 周脑脊液中纤维溶解活性增加，此时再出血的危险性很高，稍一用力动脉瘤再次破裂出血，头痛加剧，往往伴意识障碍。再出血病人的预后很差，约 50% 死亡。应用抗纤溶药物可防止再次出血，主要药物是 6 - 氨基己酸（EACA）和止血芳酸（PAMBA），24 小时维持静脉滴注，连续使用 2~3 周。但也仅能降低再出血率 10%~50%，而病人脑缺血和脑水肿发生率却增高。因此，尽可能在发病 3 天内做数字减影脑血管造影（DSA），这是显示颅内动脉瘤最好的方法,它去除了颅骨的重叠,使动脉瘤显示更清晰。发现了窄颈的动脉瘤后,可将纤细柔软的金属圈填塞在动脉瘤内,使动脉瘤闭塞;而颈部较宽的动脉瘤难以达到完全闭塞,而且易使金属圈或血栓移位,仍有再出血的潜在可能性,外科夹闭术更切实可行。

颅内动脉瘤与搏动性
头痛有何关系

颅内动脉瘤是引起自发性蛛网膜下腔出血最常见的原因,发生蛛网膜下腔出血后,较容易诊断并进一步检查找出颅内动脉瘤,并进行治疗。但蛛网膜下腔出血临床表现严重,约12%的病人得到治疗之前即死亡。另外,20%的病人在入院后死亡。如何在动脉瘤未破裂之前发现动脉瘤至关重要。颅内动脉瘤破裂前常见症状,可仅有反复发作的搏动性头痛,这并不是动脉瘤所特有的表现,常误诊为偏头痛。但约15%的颅内动脉瘤可出现局灶性症状和体征,这可能是动脉瘤体扩张压迫邻近结构,或者牵拉周围硬脑膜和血管所致。此时如能检查出动脉瘤,尽早治疗,可避免蛛网膜下腔出血的风险。

不同部位的动脉瘤表现不同:

① 颈内动脉瘤:可位于床突上或床突下区,床突下病损可部分位于海绵窦内。海绵窦内动脉瘤有3种表现形式:前组表现为三叉神经眼支分布区疼痛或感觉迟钝,伴有动眼神经麻痹,也可伴滑车神经麻痹。中组表现为三叉神经眼支、上颌支分布区疼痛或异常感觉,伴有完全动眼麻痹。后组累及三叉神经3支感觉支和部分运动支。海绵窦内动脉瘤破裂,不表现为蛛网膜下腔出血,而出现颈动脉海

绵窦瘘。后者偶可自愈，但较大瘘管者常表现为连续性杂音，病人也可能清晰闻及，检查者可在眶部、眼球及颞区闻及。也可导致头痛、球结膜水肿、眼外肌麻痹、眼球突出，有时出现视力丧失，偶可见严重鼻出血。

② 床突上区颈内动脉：位于海绵窦和颈内动脉分叉处之间。动脉瘤体扩张引起的症状由其扩张方向决定，中央方向的动脉瘤可引起视神经、视交叉和视束压迫，因而出现视野缺损。若视神经受累出现中央盲点，若视交叉和视束受累出现同侧视野缺损。病程较长的病例可出现单侧视神经乳头水肿或视神经萎缩。后外侧方动脉瘤可致动眼神经麻痹，通常较完全并伴头痛，多于颞区和眼后疼痛，这可能是由于直接覆盖于动脉瘤外的硬脑膜受牵拉之故，偶可见滑车和外展神经麻痹。

③ 床突下和床突上区动脉瘤：均可侵蚀鞍背并可扩大至蝶鞍内间隙，从而导致垂体功能低下症状。若瘤体扩大累及视交叉，则可出现双颞侧盲、视神经受累侧盲，视神经受累时可致单眼失明，若病损在海绵窦内还可伴随眼外肌麻痹，鞍内和鞍旁动脉瘤可导致眶上区疼痛，偶尔可有严重头痛，或者单眼视力突然丧失。

④ 眼动脉瘤：包括源于眼动脉本身和源于颈内动脉中部眼动脉起源处的动脉瘤。根据其位置及大小表现为不同类型的视野缺损。最常见的缺损为单眼下半视野视力丧失，或者单眼全盲，部分动脉瘤可扩大压迫视交叉和对侧视神经，眼动脉瘤可表现为头痛或眼眶疼痛，单侧眼球突出，罕见情况下可为搏动性眼球突出和球结膜水肿。

⑤ 大脑中动脉：大多数破裂前并无症状，偶见较大动脉瘤可表现为同向偏盲、癫痫发作、构音障碍和面瘫、上肢无力。

⑥ 后交通动脉瘤：实际上是颈内动脉在后交通动脉起源处的动脉瘤，最常见的表现是痛性动眼神经麻痹，偶尔引起与三叉神经痛相似的症状。

⑦ 大脑后动脉瘤：近端大脑后动脉瘤可累及动眼神经，瘤体较大时可致脑干压迫出现一侧动眼神经麻痹、对侧肢体瘫痪。较远端的动脉瘤可压迫丘脑后部，引起偏身感觉麻木。

⑧ 椎-基底动脉瘤：较少，罕见有症状，较大病灶常引起一系列综合征。较大动脉瘤典型症状是压迫动眼神经、三叉神经、面神经、听神经及迷走神经，可导致脑干、小脑受压，出现四肢瘫和共济失调。较大的椎动脉瘤也可导致后组颅神经压迫、眩晕、头痛、桥脑小脑角综合征，以及延髓压迫出现吞咽困难、四肢瘫和呼吸困难。

动脉瘤种类繁多，症状不易识别，且容易和其他疾病混淆。但如表现为头痛、眼眶区疼痛以及动眼神经麻痹的，通常会考虑到动脉瘤，DSA 检查是必要的。

颞动脉为何会变粗、变硬

中老年（50 岁以上）病人出现一侧或两侧颞部中-重度头痛，伴发热、纳差、体重下降，体检发现颞浅动脉变粗、触痛，而实验室检查红细胞沉降率明显增快，此时要考虑颞动脉炎。颞动脉炎也称巨细胞动脉炎，是一种颅外的肉芽肿性动脉炎，通常局限在颞动脉，但有时颅内其他动脉也受累。因在颞动脉中发现有免疫球蛋白沉积，故认为其发生与自身免疫异常有关。该病好发于 50~75 岁的女性，女性患病率是男性的 4 倍。常有发热、乏力、纳差、体重下降、贫血等先驱症状，头痛最为常见而且剧烈，常位于一侧或两侧颞部,呈烧灼痛或捶击样痛,可向头顶、下颌或枕部扩散,夜间加重,咀嚼、讲话或碰触面颊可使头痛加重。之后病侧颞浅动脉变粗、迂曲、搏动减弱和消失,沿动脉走行可有触痛性小硬结。约12%病人有复视;少数病人也可突发一侧或双侧视力障碍。实验室检查红细胞沉降率增快,C-反应蛋白和碱性磷酸酶增加,颞动脉经颅多普勒超声(TCD)探查可发现异常,颞动脉造影可显示颞动脉呈节段性狭窄或闭塞,颞浅动脉活检发现巨细胞则可确诊。因为有失明的威胁,因此一经做出诊断,就应使用类固醇激素药物治疗。

产后妇女为何会剧烈头痛

产后或流产妇女,尤其是恶露不尽的妇女,急性或亚急性起病,首发症状为头痛、恶心、呕吐,但无局灶性神经系统体征。随着病情进展,头痛很快加剧,伴视乳头水肿和意识障碍等颅内压增高症状,部分病人发生癫痫,部分病人出现神经系统局灶性体征,如失语、面瘫、偏瘫。早期头CT和MRI检查可能正常,后期大静脉受累后出现矢状窦旁出血、脑水肿。这是上矢状窦血栓形成,产后1~3周为发病高峰。是因为产后凝血和纤溶系统功能改变,使血液处于高凝状态、脑内血流淤滞(尤其是无瓣的矢状窦)、血管内皮损伤(特别是分娩时颅内压力波动),一个或几个因素导致脑血管血栓形成。脑动脉的血栓形成首发症状往往是局灶性神经功能障碍,如口齿含糊、失语、面瘫、偏瘫、偏身麻木等,诊断较容易。而静脉窦血栓形成早期症状是单纯头痛,CT和MRI也不能发现病变,极易误诊。到大静脉受累,皮层、皮层下出血时病情已很凶险。一旦发现脑静脉和静脉窦血栓形成,应引起足够重视,采用抗凝、脱水、降颅压等综合措施,同时,积极治疗原发病如伴有子痫前期者,继续应用硫酸镁解痉、高血压的降压,给予低分子量肝素抗凝。

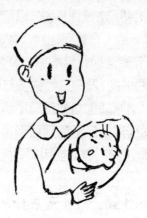

面部疖肿为何不能挤压

面部的疖肿有碍外观,为了让它早些消退,很多人会用力去挤压它。这个动作非常危险,当我们用力挤压它时,压力会把细菌带到静脉内,由静脉到颅内海绵窦,引起一侧或两侧海绵窦的炎性血栓形成。表现为发热、眼部疼痛、剧烈头痛、恶心、呕吐。眼静脉回流受阻使眼结膜水肿、眼球突出、眼睑不能闭合和眶周软组织红肿。海绵窦内的血栓压迫动眼神经、滑车神经、外展神经和三叉神经第一、二支,出现眼睑下垂、瞳孔扩大、眼球各方向活动受限和复视。特别是两侧口角至鼻根连线所形成的三角形区域称为面部危险三角区,为何称其为危险区域呢?这和口腔颌面部特有的解剖生理有关。面前静脉的瓣膜发育不良,少而薄弱,同时封闭不全,当面部发生炎症,尤其在这三角区域内有感染时,用力挤压后细菌随着面前静脉的血逆流至眼上静脉,经眶上而通向颅内蝶鞍两侧的海绵窦,将面部炎症传播到颅内,产生海绵窦化脓性血栓性静脉炎。严重时并发脑膜炎、脑脓肿。所以小小的一个挤压动作造成的后果却非常严重。当面部尤其"危险三角区"发生疖肿,早期可用 2％ 碘酊涂抹患处,连续数次,保持局部清洁,疖肿通常可逐渐消散;如疖肿增大,周围红肿或唇痈初起,这时局部应外敷中药,常用的有二味拔毒散、玉露散或地丁草等,敷在疖顶周围,每日 2~3 次,可促使炎症消退;若脓头溃破,或有脓栓形成时,局部应加用高渗盐水纱布持续湿敷,以利引流;如脓栓阻塞,引流不畅时,可在破溃孔处加用少量化腐丹,以促使坏死组织溶解,脓栓液化脱出。在面部"危险三角区"的疖、痈局部处理中,应当强调指出的是,切忌搔抓,更不能挤压,严禁过早使用挑刺、切开等方法,以免炎症扩散而引起严重的并发症。只有在急性炎症完全控制,感染十分局限,已形成明显的皮下脓肿,又久不破溃时,方可在尽可能小的创伤条件下,挑开脓肿表面的皮肤,以利引流,但仍不能挤压,以防脓液挤入血管,经血行扩散,引发败血症、脓毒血症、颅内海绵窦血栓性静脉炎、脑脓肿等危及生命。

脑动脉硬化与头痛有何关系

随着年龄的增长,动脉硬化不可避免地出现,包括动脉粥样硬化、小动脉硬化和老年性动脉硬化 3 类。动脉粥样硬化是导致冠心病、脑卒中和引起死亡的重要原因。肉眼可见的脑动脉粥样硬化病变在 20~30 岁前很少见,30 岁后迅速增加,50 岁时在颈动脉及脑底主要动脉通常都有发生,50 岁后有向较小血管扩展的趋势。除年龄的因素外,高血压是脑动脉硬化最重要的成因。在长期高血压的作用下,血管内细胞受损,血脂蛋白渗入,内膜增厚,粥样硬化斑块形成并突向管腔,血管腔变窄,血管内血流速加快,粥样硬化斑块可发生破裂、溃疡和出血,引起动脉闭塞及脑梗死。高脂血症是脑动脉粥样硬化的重要促进因素。已证明血清胆固醇,尤其是低密度脂蛋白易渗入血管壁形成粥样硬化斑块。糖尿病、肥胖、代谢综合征都有脂代谢异常,也是脑动脉硬化不可忽视的危险因素。脑动脉硬化症可引起短暂脑缺血发作、脑卒中等急性脑血管病变,以及慢性脑缺血症状,表现为头痛、头晕、疲乏、注意力不集中、记忆力减退、情绪不稳、思维迟缓、睡眠障碍(失眠或嗜睡)等。病情时重时轻。头痛往往不严重,为前额、二颞胀痛或紧箍感,尤其是用脑(看书、看报、看电视、写作)时间稍长,症状就明显,休息或活动后减轻。

发生动脉硬化后不可能逆转,随着年龄的增长也不可能不发展,只能保护并延缓发展。老年人应养成健康生活方式,戒烟限酒,增加户外运动,控制体重,均衡饮食,保持良好心理状态。其次是控制高血压、糖尿病、高脂血症,长期服用抗血小板聚集药(如阿司匹林及氯吡格雷)和他汀类降低胆固醇和保护动脉硬化斑块的药,以预防发生脑梗死。改善头痛、头晕等症状可选用钙离子拮抗剂(尼莫地平)、脑活化剂双氢麦角碱、尼麦角林、茴拉西坦、奥拉西坦等以及活血的中成药。改善记忆力可选用石杉碱甲、多奈哌齐、卡巴拉丁。

垂体卒中是怎么一回事

有4%~5%的垂体腺瘤病人首发症状是"垂体卒中",这是由于垂体腺瘤病人以往无不适或仅有轻微头痛而未明确诊断,突然瘤内出血或出血破向瘤外,出现垂体危象和颅内邻近结构受损的严重症状，病人突然头痛、视力减退、偏盲、眼球突出、眼肌麻痹、尿崩、轻偏瘫、意识障碍，出血进入蛛网膜下腔时，出现脑膜刺激症状，严重病人可发生垂体功能衰竭，甚至死亡。可通过头 CT 或 MRI 检查发现垂体出血，诊断为垂体卒中，这通常是紧急手术的指征。

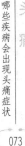

七、非血管性颅内疾病引起的头痛

头痛与颅内压增高有何关系

颅内压力是由动脉、静脉、脑组织和脑脊液四者的压力与容积所决定。正常情况下颅腔内通过脑血液循环和脑脊液循环的调节作用，使颅内容物适应颅腔的容积，并维持一定范围内的颅内压力。当颅腔内容物的体积因某种原因异常增加，如颅内发生肿瘤、脑积水、脑出血或脑水肿等，由于骨性颅腔无伸缩性，颅腔内可供代偿的有效空间有一定限度，势必引起颅内压增高，使脑膜及颅内血管壁痛敏结构受到刺激、牵拉、压迫，引起头痛。

颅内压增高的原因有：

① 脑脊液增多：脑脊液分泌过多（如脑膜炎），脑脊液循环受阻（如脑积水）以及脑脊液吸收障碍（蛛网膜下腔出血后）。

② 颅内血液容积增加：颅内静脉压的增高使血液容积增加，对颅内压影响更为明显，多见于静脉窦和颅内静脉的血栓形成。

③ 颅内占位病变：脑肿瘤、脑脓肿、颅内血肿和脑寄生虫病等都可使脑容积增大外，还可引起周围的脑组织水肿，也可压迫血管影响血液循环或阻碍脑脊液循环和吸收，加重颅内压的增高。

④ 脑水肿：脑水肿是脑组织对各种损伤因素的反应，

是引起颅内压增高极重要的原因。常见的病因有：a.感染性疾病，如颅内感染（脑炎、脑膜炎）和全身感染性疾病引起的中毒性脑病。b.中毒性疾病，如一氧化碳中毒、重金属及有机化合物中毒、药物和食物中毒。c.急性颅脑损伤。d.急性脑血管病，如脑出血、脑梗死、脑血管炎等。e.脑缺氧，如窒息、溺水、自缢、心跳骤停、触电及癫痫持续状态。f.全身系统疾病，如肝昏迷、尿毒症、糖尿病酸中毒、低血糖、低钠、中暑、放射性脑病等。

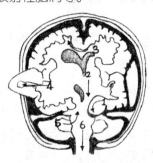

　　颅内压增高主要表现为头痛、呕吐、视乳头水肿三联征。但急性颅内压增高和慢性颅内压增高表现有所不同。急性颅压增高往往见于脑出血、蛛网膜下腔出血、大面积脑梗死、颅内静脉窦血栓、脑外伤、急性脑炎、脑膜炎等急性疾病，很快出现严重的头痛和呕吐，甚至出现昏迷、脑疝形成，而视乳头水肿早期可不明显。慢性颅内压增高往往见于脑肿瘤、脑积水、慢性脑炎等疾病，由于发展缓慢，颅腔容积代偿的调节能力增加，病人早期无明显的头痛、呕吐，而视乳头水肿却很明显。另外，老年人因脑萎缩而使颅腔内容量增加，也能对颅压增高起一些代偿作用。随着病情的进展，颅内压越来越高，头痛持续进展性加重，大多是全头痛，呈位置深在的非搏动性钝痛或爆裂样痛。开始头痛较轻，呈阵发性，在凌晨或夜间发生，起床活动后减轻或消失。以后

变为持续性,可因咳嗽、喷嚏、用力和低头而加重,有些人夜间痛醒。头痛严重者伴恶心、呕吐,呕吐程度可与头痛程度平行,典型的呈喷射样呕吐,最后进入昏迷。

颅内压增高的诊断分为 3 个步骤,首先是有无颅内压增高,其次是增高的程度,最后是查明颅内压增高的原因。头 CT、MRI、PET 常用于筛查病因。

什么叫"假脑瘤综合征"

"假脑瘤综合征"是一种特发性颅内压增高症。特发性是指病因和发病机制尚未完全明了。"假脑瘤综合征"是指病人发病主要表现为颅内压增高,类似于颅内肿瘤引起的颅内压增高,却又未发现颅内有肿瘤。此病多见于肥胖的青春期女孩和年轻妇女,常伴有月经失调,此年龄组发病率为 19~21/10 万,而人群总发病率仅为 1/10 万。颅内压力增高过程通常为数周或数月。主要表现为枕部、全头的钝痛或压迫感,有时不对称,较少见症状是视物模糊、头晕、呕吐、轻度的水平性复视。有些病人自述可听见血流动的杂音。少数病人出现严重头痛,明显视乳头水肿,严重者视力丧失。神经系统检查除脑脊液压力增高[常在 2.45~4.41 千帕(250~450 毫米水柱)],视乳头水肿外,有时可见颅高压引起的两眼外展轻度瘫痪,通常无其他神经系统阳性体征。脑脊液检验、头计算机体层摄影(CT)和磁共振成像(MRI)检查,可排除颅内肿瘤、炎症、血管性病变和脑积水。此病还可见于维生素 A 中毒(特别是服用大剂量异维生素 A 酸治疗粉刺的健康青少年)、铅中毒、长期服用类固醇皮质激素撤药、肾上腺功能亢进或低下、黏液性水肿、甲状旁腺功能低下、系统性红斑狼疮病人等。该病多可自行缓解，病程数月至 1~2 年，预后良好，无后遗症。但少数病人颅内压增高严重，对治疗无反应，可因视神经受压继发视神经萎缩，导致失明。

"假脑瘤综合征"的诊断更多采用的是排除诊断，主要是排除那些更为常见的器质性的导致颅内压增高的原因，如脑肿瘤、脑积水、慢性脑炎、静脉窦血栓形成等，以免延误治疗。

腰椎穿刺后为何会头痛

当中枢神经系统发生炎症、血管性疾病、脱髓鞘疾病、转移性肿瘤等疾病时，都需要做腰椎穿刺，测颅内压力和抽取脑脊液检验，用于诊断和鉴别诊断。操作后需多饮水，并平卧 6 小时，避免因脑脊液减少，起立时出现头痛。但腰椎穿刺后头痛仍是最常见的并发症。由于脑脊液从硬膜孔持续漏出引起的低脑脊液压力所致，但脑脊液压力正常也可能发生典型的腰椎穿刺性头痛综合征。腰椎穿刺后的头痛往往始于 48 小时内，但可以延迟至 10 天后发生。头痛明显与位置有关，当病人坐位或立体时头痛开始，站立的时间越长，头痛消退前的潜伏期越长。疼痛常为胀痛，有时为搏动性痛，位于枕额部，可伴有恶心、颈部僵硬、视力模糊、畏光、耳鸣和眩晕。躺下头痛很快消退。症状大多数在数天内消退，但也有不经治疗持续数周或数月的。治疗明显有效，首选是绝对平卧休息，大剂量补充水分，静脉每天补充 2 000~3 000 毫升生理盐水。如保守治疗失败，可以在硬膜穿刺孔附近硬膜外注射自体血液 15 毫升，形成一个纤维性的填塞物，封堵住硬膜上的孔，这种方法很少失败。

为什么一站起就头痛

　　有的病人因近期出现头痛而来就诊,头痛的特点很奇怪:一站起来就头痛(甚至坐起),一躺下头痛就缓解,恶心、呕吐、眩晕、耳鸣、颈僵和视力模糊为常见的伴随症状。这种具有明显体位性头痛特点的病人很可能是低颅压性头痛。低颅压头痛是指脑脊液压力降低至 0.686 千帕(70 毫米水柱)以下所致的头痛。因脑脊液压力降低,站立时使脑底大血管、感觉神经和脑膜等痛觉敏感组织失去脑脊液的正常衬托而被牵扯,颅内静脉和静脉窦也因颅内压力降低而扩张,自主神经也因受刺激而发生紊乱,从而引起低颅压综合征的许多症状。低颅压头痛有原发性和继发性两种。原发性的原因不明,其可能的机制是脉络膜分泌减少和脑脊液重吸收增加,但两者都缺乏证据。放射性核素脑池造影和对比脊髓造影发现,脑脊液自发地通过靠近脊神经根部的硬膜瘘隐性泄漏,这可能是无外伤条件下的蛛网膜囊肿破裂造成的。继发性可由各种原因引起,最常见的是腰椎穿刺术后,也可见于头颈部外伤及手术、脑室分流术等使脑脊液漏出增多。

　　根据典型的体位性头痛的特点,结合腰椎穿刺检查脑脊液压力低于 0.686 千帕(70 毫米水柱),低颅压的诊断成立。头 MRI 矢状位有时可见到低颅压所致的"下垂"脑,即视交叉变平,脑桥向斜坡移位,小脑扁桃体在枕骨大孔之下,也可见到静脉窦充血。自发性低颅压和腰椎穿刺后低颅压,往往可以自行缓解或大量静脉输液后缓解。对于难治性病例,可行硬膜外血贴疗法,将自身血 15~20 毫升缓慢注入腰或胸段硬膜外间隙,血从注射点向上扩张数个椎间隙,压迫硬膜囊,阻塞脑脊液漏出口,恢复脑脊液压力。该法可迅速缓解头痛,适用于腰穿后头痛和自发性低颅压头痛病人,有效率可达97%。

经常头痛是大脑里长瘤了吗

门诊很多病人有发作性头痛史几十年了,担心大脑里有肿瘤,其实不然,病史越长,因脑肿瘤引起头痛的可能性越小,尤其是发作性头痛,不是脑肿瘤头痛的特点。确实约30%脑肿瘤病人首发症状是头痛,有70%的病人以后出现头痛。一些特点提示怀疑脑肿瘤:持续性逐渐加重的头痛;晨起头痛或睡眠中痛醒,白天头痛改善;咳嗽、喷嚏、用力时头痛加重;头痛伴有喷射性呕吐;头痛伴有神经系统定位体征(即脑损伤产生相应的脑功能障碍的表现);头痛伴有视乳头水肿。如高度怀疑脑肿瘤,必须做进一步检查,头CT、MRI平扫+增强首选,必要时进行PET检查。

头痛为何会伴内分泌紊乱

两侧颞部头痛是鞍内肿瘤的常见症状,由于肿瘤增大,使鞍膈向上膨胀,该部位的神经纤维受牵拉反射到两颞部所致,一旦肿瘤破鞍膈,颞部疼痛可立即消失。而鞍区肿瘤中有几种功能性垂体腺瘤,出现内分泌紊乱的表现:如泌乳素腺瘤病人,主要表现为闭经、泌乳、不育;生长激素腺瘤病人,如在青春期前发病,表现为巨人症,如在青春期后发病,表现为肢端肥大症;肾上腺皮质激素腺瘤好发于女性病人,表现为满月脸、水牛背、向心性肥胖、毛发增多、血压高、血糖升高和无力等。而非功能性垂体腺瘤病人,由于肿瘤压迫垂体腺,也产生垂体功能减低。男性病人表现为皮肤细腻、毛发脱落、胡须和腋毛稀少的女性化表现,伴性欲减退和阳痿;女性病人表现为月经稀少或闭经,性欲减退或消失,子宫萎缩等。根据病史、临床症状和体征,内分泌检查,以及 CT 和 MRI 检查,确定鞍区肿瘤的部位和性质一般不困难。

癌症病人在何种情况下需警惕脑转移

全身性肿瘤向脑部转移的倾向不同,最常见的原发性肿瘤为黑色素瘤、肺癌、乳腺癌和白血病,其次是前列腺癌、泌尿生殖系恶性肿瘤、淋巴瘤、内分泌腺和消化道的恶性肿瘤。在诊断时,约 10％的病人有脑转移,可能没有症状;20％的在治疗过程中发生脑转移;很多人在存活了几年,甚至十几年才发现脑转移。癌症病人出现脑功能损害(66％)、持续性头痛(53％)、精神改变(31％)、视乳头水肿(26％)和癫痫发作(15％)时需高度警惕脑转移。应用MRI 增强扫描是检查脑实质内或软脑膜转移癌的最有效的诊断方法。而 PET 检查还可发现全身其他部位是否有转移。

放疗后为何会头痛

放疗是许多中枢神经系统恶性肿瘤的一种必要的治疗方法,但是其对脑的损伤又是一种令人担忧的并发症,称为放射性损伤或放射性脑病。其表现有 3 种类型:急性反应(放疗后 1~6 周),早期迟发性反应(放疗后 6 个月内)和晚期迟发性反应（放疗后数月至数年内）。急性中枢神经系统损伤通常在放疗后的数天或数周即出现水肿，严重的有放射性坏死，组织水肿和放射性坏死使得颅内压增高，而出现头痛、恶心和呕吐。MRI也显示局部水肿，无强化反应。由于激素可减轻损伤的症状，在放疗期间常给予激素治疗，以预防和减轻不良反应。早期迟发性反应和晚期迟发性反应主要出现神经系统损害体征，也可有头痛颅内压增高表现。

何谓癫痫半颅痛

癫痫半颅痛是指癫痫部分性发作的病人，在癫痫发作的同时出现抽搐肢体同侧的头部疼痛症状，头痛的性状类似于偏头痛，可持续数秒钟至数分钟，癫痫症状结束时头痛也随之缓解。癫痫半颅痛是一种少见的发作性症状，它可持续30分钟以上，因此也可被定义为一种癫痫持续状态。癫痫半颅痛的诊断需结合临床表现与发作时的脑电变化。

癫痫发作后为何会头痛

癫痫大发作，即全面性强直-阵挛发作是癫痫常见的发作类型，表现为意识丧失，全身肌肉强直和阵挛，可伴尿失禁。病人在强直期，由于全身骨骼肌强直性收缩，颈部及躯干自前屈转为角弓反张，呼吸肌也强直收缩，导致呼吸暂停，面色由苍白或充血转为发绀。持续10~30秒后进入阵挛期，31~60秒或更长时间抽搐停止，全身肌肉松弛，呼吸首先恢复，心率、血压和瞳孔也随之恢复正常，意识逐渐苏醒。清醒后病人常诉头痛、周身酸痛和疲乏，严重者伴呕吐。头痛除突然意识丧失，头部摔伤外，主要是因为癫痫大发作时，呼吸停止，缺氧造成脑水肿所致，脑血液循环、代谢、血管活性物质的改变也参与了头痛的发生。癫痫大发作持续状态时，因频繁发作，呼吸反复停止，缺氧时间长，往往导致不可逆脑损伤。

八、物质或物质的戒断引起的头痛

一氧化碳中毒性脑病表现是什么

一氧化碳（CO）俗称煤气，是无色无味气体，是含碳物质不完全燃烧产物。家用煤气和热水器是引起生活中一氧化碳中毒最常见的原因。中毒机制是一氧化碳进入人体内，因其和血红蛋白（Hb）亲和力大于氧气（O_2），因此将氧气排挤掉，形成碳氧血红蛋白（HbCO），使血红蛋白失去携氧能力，导致脑组织缺氧、水肿、脱髓鞘、变性、坏死，称一氧化碳中毒性脑病。

其临床表现与吸入一氧化碳的浓度、时间和病人的体质有关。中毒症状随 HbCO 水平分为 3 度。

① 轻度中毒：血液 HbCO 含量 10%～30%。出现头晕、搏动性头痛、乏力、心悸、胸闷、耳鸣、眼花、恶心和呕吐等，意识清楚，少数有短暂晕厥。若迅速脱离现场，吸入新鲜空气或吸氧，症状在数小时至一日内可完全消失。

② 中度中毒：血液 HbCO 含量 30%～50%。除上述症状外，病人颜面潮红，口唇黏膜呈特征性樱桃红色。出现烦躁不安、谵妄，昏睡甚至昏迷。病人如搬离现场，经抢救可在数小时内清醒，数日康复，一般不留后遗症。

③ 重度中毒：血液 HbCO 含量 50%以上。出现昏迷、瞳孔小或不等大，呼吸浅而不规则、血压下降、心律失常、少

尿或无尿,病情加重发生脑疝,呼吸循环衰竭,危及生命。部分急性一氧化碳中毒病人昏迷苏醒后,经数日至数周又出现神经精神症状:定向力丧失、反应迟钝、语无伦次、行动异常、还可有脑局部性损害症状和体征,称一氧化碳中毒迟发性脑病。

有时煤气管道有裂缝,小量泄漏煤气,而大家不知道。在长期接触低浓度一氧化碳后,可有头痛、头晕、失眠、易怒、记忆力减退、周身乏力等神经症表现。

一氧化碳中毒首要的是关闭煤气,将病人搬到空气流通处。氧疗可加速 HbCO 分离,宜用高浓度大流量面罩吸氧。有条件者进高压氧舱治疗。

饮酒后为何会头痛

电影电视里经常可以看到一些人借酒浇愁或聚餐时互相敬酒,大量饮酒后出现欣快、话多、发泄、易激惹、躁动,甚

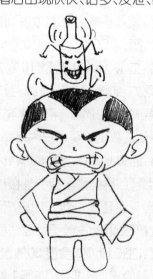

至伴有无理行为或暴力行为。之后随着醉酒程度加深，由兴奋转为抑制，昏昏入睡。大睡一场醒来感觉头痛欲裂。确实大量饮酒会诱发头痛，甚至不会饮酒的人少量饮酒后也出现头昏、头痛、呕吐、心率加快等，可能因缺乏乙醛脱氧酶，乙醛在体内聚积释放胺类物质，引起血管扩张和低血压。头痛经休息或对症处理后可很快缓解，但醉酒后（甚至没有喝醉）发生的暴力行为和醉驾可能会使人后悔终生。

中国餐馆综合征是怎么一回事

中国饮食文化博大精深，自古以来中国菜就闻名遐迩，但是部分西方人在品食中国菜，尤其是那些以酱油和味精为佐料的饭菜后，会出现头痛和面部紧缩感，这种现象有一个特殊的名称，叫作中国餐馆综合征，其中罪魁祸首就是谷氨酸钠，它是一种碱性物质，易使血管扩张而导致头痛。中国菜中酱油和味精是重要的辅料，它们都含有谷氨酸钠，可使食物的味道变得鲜美，但有些人吃下去却并不愉快。曾经有人做过实验，静脉注射谷氨酸钠时，可产生头痛，胸部烧灼感，并会扩散到颈部、肩部和面部，进食一定量的谷氨酸钠，也能产生同样的症状，于是便有了这种与美食相关的

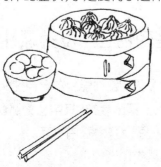

头痛综合征。

何谓药源性头痛

药源性头痛系指药物直接或间接作用引起的头痛。据欧洲头痛中心的病例分析，药源性头痛占全部头痛病人的5%~10%。几乎临床各科均可见到该类型的头痛，引发药源性头痛的药物最常见的几大类是非类固醇消炎药、组胺 H_2 受体拮抗剂、钙离子拮抗剂、血管扩张剂等。

药源性头痛根据病因可以分为以下 5 类：

① 血管扩张性头痛。

② 双硫仑样反应头痛。

③ 过度使用镇痛药引起头痛。

④ 药源性颅内压增高综合征。

⑤ 药源性无菌性脑膜炎。

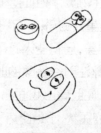

哪些药物会引发药源性头痛

临床上，很多药物都可能引发药源性头痛：

① 抗生素：头孢菌素类（其中头孢哌酮最常见）、喹诺酮类药物、呋喃唑酮、红霉素、白霉素。

② 非类固醇类消炎药。

③ 镇痛药。

④ 作用于中枢神经系统的药物:脑蛋白水解物。

⑤ 作用于循环系统的药物:硝酸甘油、硝苯地平、卡托普利。

⑥ 作用于消化系统的药物:法莫替丁、西沙必利、莨菪碱、支链氨基酸。

⑦ 中药:刺五加、双黄连、黄芪、甘草、马钱子。

⑧ 影响机体免疫功能的药物:干扰素 α－2b、环孢素 A、免疫球蛋白。

⑨ 其他药品:特非那定、阿卡波糖、甲氨蝶呤、顺铂。

血管扩张药物为何会引起头痛

血管扩张药可通过血管舒张使脑血管壁上的痛觉感受器过度牵张,从而引发头痛,或使头痛加剧,也可能是药物对脑脊膜的化学刺激引起。平时经常使用心血管药物,例如钙离子拮抗剂降血压药、硝酸甘油、硝酸异山梨酯等都可能引起血管扩张性头痛。

什么是双硫仑样反应头痛

双硫仑样反应头痛是指使用某些药物(如头孢类和咪唑类)前后,接受乙醇或含有乙醇的制品时,可引起颜面潮红、恶心、头痛、血压下降等一系列血管和神经症状。双硫仑是一种含硫的戒酒药,病人接受双硫仑后再摄入乙醇也可出现前述症状,因而得名。

何谓药物过度使用性头痛

药物过度使用性头痛是指头痛病人规律过度使用止痛药物之后出现的频繁发作的头痛。随着所用药物的戒断，头痛会逐渐缓解或恢复到先前的头痛类型。首次报道是由于病人频繁使用麦角胺引起头痛，曾先后被称为反跳性头痛、药源性头痛、药物误用性头痛。最新的《国际头痛分类》第2版中，正式将其命名为药物过度使用性头痛。药物过度使用性头痛是慢性每日头痛的一种类型，占其中的33%~48%。

哪些人易发生药物
过度使用性头痛

药物过度使用性头痛高危人群可能具有以下5个特征：

① 期望缓解疼痛并维持功能。

② 惧怕、担心疼痛的来临，惧怕头痛所致的失能。

③ 停药后有戒断性头痛的产生。

④ 精神共病（重型抑郁、焦虑）的存在使头痛扩大化。

⑤ 有物质滥用倾向。

什么是药源性颅内压
增高综合征

药源性颅内压增高综合征是指应用某些药物而引起的颅内压增高综合征。婴幼儿多见，成年人少见。多为良性颅内压增高，及时停药后多能缓解。国内已报道了40余种药物可引起颅内压增高，包括喹诺酮类药物、皮质类固醇（口服或眼用）、达那唑、伊曲替酯、氯胺酮、地芬诺酯、呋喃妥因、萘啶酸、一氧化氮、口服避孕药、四环素类、维生素A、阿苯达唑、盐酸苯丙醇胺、曲克芦丁、苯妥英钠、硫二苯胺类、乙肝疫苗和对乙酰氨基酚等。

药源性无菌性脑膜炎 是中枢神经系统感染吗

　　药源性无菌性脑膜炎是指由药物引起的具有脑膜炎临床症状及体征，但脑脊液（CSF）培养无细菌生长的临床综合征，通常伴严重的头痛，一旦停药其症状迅速消失。布洛芬、免疫球蛋白、青霉素、硫唑嘌呤和异烟肼等都可能引起无菌性脑膜炎，出现头痛和视神经水肿，甚至出现视觉障碍。一般在用药数天至数月内发生，一旦停药，症状即可消失，但是某些病人可能出现永久性视力丧失。因此，药源性无菌性脑膜炎还是有别于生物源性的中枢神经系统感染。

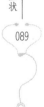

　　目前，药源性无菌性脑膜炎尚无特殊的预防方法，但对于易感人群应避免使用或慎用某种或某些药物，如系统性红斑狼疮病人不宜用布洛芬，血小板减少性紫癜病人慎用静脉注射丙球蛋白等。某些药物可以预防特定药物所致的药源性无菌性脑膜炎复发，如使用类固醇激素和H_1受体阻断剂可预防阿糖胞苷所致的药源性无菌性脑膜炎复发。使用静脉注射丙球蛋白时减慢输注速度并鼓励病人摄入水、糖或盐水，将有助于防止药源性无菌性脑膜炎的发生或减轻其临床症状。

什么是药物戒断反应

治疗药物过度使用性头痛首先要终止过度服用药物的观点被广泛接受，它可使各种头痛频率明显降低。但戒药后可能会出现头痛、恶心、呕吐、低血压、心动过速、睡眠紊乱、坐立不安、焦虑和神经过敏等症状，这些都是戒断症状，少数病人还可出现癫痫和幻觉，多见于巴比妥类药物的戒断反应。戒断反应持续时间 2~10 天（平均 3.5 天），停用不同种类的药物所发生戒断症状的持续时间各异，曲普坦类药物戒断需 0~4 天，麦角胺类药物需 0~7 天，非类固醇类消炎药的戒断需 0~10 天。总的来说，出现有意义的改善可能需要长达 12 周或更长时间。

终止过度服用药物后出现戒断症状怎么办

戒断期间，如出现戒断症状需要对症处理，如恶心、呕吐者可选用甲氧氯普胺（胃复安），呕吐明显者要及时补液外，特别需要注意改善戒断性头痛。改善戒断性头痛可选用病人未过度使用的急性期止痛药，且避免使用短效药物。可以参考既往临床证明有效的治疗慢性、难治性头痛的药物如那拉曲普坦，非类固醇类消炎药，萘普生，类固醇激素，神经镇静药如氯丙嗪、丙氯拉嗪、氟哌利多、地西泮、丙戊酸盐、双氢麦角碱，并可联合吸氧、电休克等治疗。

九、感染引起的头痛

何谓颅内感染
和颅内感染性头痛

中枢神经系统感染是一个很大的分类,它一般是指各种生物性病原体(包括病毒、细菌、螺旋体、寄生虫、立克次体等)侵犯脑实质、脑膜及血管等引起的急性或慢性炎症性疾病。颅内感染性疾病分类很多,根据感染的部位不同可分为脑炎、脑膜炎和脑蛛网膜炎,根据发病情况及病程又可分为急性、亚急性和慢性感染。

颅内感染的途径有:

① 血行感染:病原体通过昆虫叮咬、动物咬伤、使用不清洁注射器静脉或肌肉注射、静脉输血等进入血流,面部感染时病原体也可经静脉逆行入颅,或孕妇感染的病原体经胎盘传给胎儿。

② 直接感染:穿透性颅外伤,严重颅底骨折合并脑脊液漏或邻近组织感染后病原体蔓延进入颅内引起感染。

③ 神经干逆行感染:嗜神经病毒如单纯疱疹病毒、狂犬病毒等首先感染皮肤、呼吸道或胃肠道黏膜,然后沿神经末梢进入神经干,再直接侵入颅内。

几乎所有的颅内感染都有较明显的头痛,并往往是主要且首发的症状。据统计,头痛的发生率为47%～80%,头痛的程度、性质取决于感染的性质、程度及个体反应。头痛发生的机制有：a. 炎症侵犯脑膜、蛛网膜或脑实质，引起上述部位及其周围组织水肿、渗出、软化、坏死或粘连、增厚，导致脑水肿或脑积水，使颅内痛觉敏感组织受牵拉、移位而产生牵拉性头痛。b. 炎性渗出物、病原体、毒素及感染过程中产生的有害物质均可使颅内血管扩张，引起血管扩张性头痛。c. 脑膜本身受病原体及其毒素的刺激，继发反射性肌收缩性头痛。

　　一旦临床怀疑为颅内感染，必须迅速判断感染源是细菌、病毒或其他类型感染。根据不同的病因采取不同治疗措施。为明确诊断、判断病原菌，可做腰椎穿刺，抽取脑脊液，检查其中的糖、蛋白、白细胞计数和分类、病原菌，并做培养，以便对不同的病原菌采用不同的抗生素进行治疗。除腰椎穿刺外，还可进行血、尿、呕吐物、咽拭子培养，检查皮肤脓液及脑电图、影像学检查以帮助确诊。

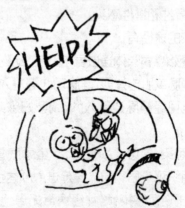

患了病毒性脑膜炎有哪些表现

　　病毒性脑膜炎是一组由各种病毒感染引起的软脑膜弥

散性炎症浸润的临床综合征,是最常见的无菌性脑膜炎。大部分病毒性脑膜炎由肠道病毒引起。包括:脊髓灰质炎病毒、柯萨奇病毒 A 和 B、埃可病毒等。虫媒病毒也是常见的病原体。肠道病毒主要经粪口途径传播,少数通过呼吸道传播;大部分病毒在下消化道发生最初的感染,病毒经肠道入血,产生毒血症,再经血液进入中枢神经系统。

该病以夏秋为高发季节,以儿童多见,成人也可患病。临床上多以急性起病,主要表现为病毒感染的全身中毒症状和脑膜刺激症状,如发热、头痛、畏光、肌痛、恶心呕吐、食欲减退、腹泻和全身乏力等,某些病人可出现全身皮疹或手－足－口综合征。神经系统检查可发现轻度颈强直和克匿格征阳性。

病毒性脑膜炎的症状均无特异性,诊断主要依靠腰椎穿刺。脑脊液显示白细胞增多,可达 100×10^6/升 ~ $1\,000 \times 10^6$/升,早期以多形核细胞为主,8~48 小时后以淋巴细胞为主。

病毒性脑膜炎和感冒一样,均是一种可恢复的自限性疾病,儿童的病程常超过 1 周,成年病人的症状则可能持续 2 周或更长时间。

患了细菌性脑膜炎
有哪些表现

细菌性脑膜炎是常见的颅内感染性疾病,重症病例可以迅速致死或致残。80％的细菌性脑膜炎由以下 3 类细菌感染所致,即脑膜炎双球菌、流感嗜血杆菌、肺炎链球菌。细菌性脑膜炎多呈暴发或急性起病,主要早期症状有发热、头痛、呕吐、颈项强直、咽喉痛,常伴发呼吸道疾患,颈项强直不一定有疼痛，但将颏部向下靠近胸部时，可引起疼痛或抵抗。成人在24小时内上述症状可发展到高峰，儿童可能需要更长时间。青少年和成人可表现为烦躁、意识模糊、嗜睡，发展到木僵、昏迷，甚至死亡。感染可引起脑组织水肿，阻碍血流，引起脑卒中（中风）样症状。有些人引起癫痫发作。有些病人在四肢出现皮疹，而其他症状可以不典型。婴幼儿和老年人细菌性脑膜炎的症状常不典型。新生儿患细菌性脑膜炎时常无脑膜刺激征，而仅仅表现为体温不稳定、精神差、尖叫、烦躁、嗜睡、拒食、吸吮无力、易激动、黄疸、腹泻、呕吐以及呼吸抑制，小儿精神状态和反应出现异常是脑膜炎重要的征象。老年人特别是伴有基础疾病（糖尿病、高血压）时起病常隐匿，表现为发热、嗜睡、反应迟钝、精神食欲差，其他脑膜炎的症状则可缺如。由于细菌性脑膜炎病死率较高，因此必须给予高度重视，强调早期诊断的重要性。凡出现发热、头痛、神志改变、脑膜刺激征的病人均应考虑细菌性脑膜炎的可能，两岁以上儿童出现不明原因发热、烦躁、嗜睡、拒食、呕吐、抽搐、颈项强直也应考虑该病。脑脊液检查确诊，脑脊液显示压力增高，白细胞总数升高，常为$1\,000 \times 10^6$/升~$5\,000 \times 10^6$/升，分类中性粒细胞明显增多，蛋白含量增高，糖和氯化物含量降低，革兰染色和培养多呈阳性。

患了结核性脑膜炎
有哪些特点

结核性脑膜炎是由结核杆菌引起的脑膜的非化脓性炎症。临床中，对于有结核病史或密切接触史，以往患有肺结核或身体其他部位，如肠结核、肾结核等的病人，如突然出现头痛、呕吐、发热或脑膜刺激征,需要高度怀疑该病。

结核性脑膜炎常急性或亚急性发病,早期颅内压多为轻、中度增高,主要表现为和病毒性脑膜炎、细菌性脑膜炎相似的症状,即发热、头痛伴呕吐等。晚期蛛网膜、脉络丛粘连,形成梗阻性脑积水,颅内压进一步增高,严重时可导致各种脑实质损害的表现,如嗜睡、意识模糊、癫痫发作、肢体瘫痪甚至昏迷、去大脑强直等。脑神经损害较为常见,颅底炎性渗出物的刺激、压迫及粘连,可致脑神经损害,以动眼、外展、面和视神经最易受累,可表现为视力减退、复视和面神经麻痹等。

老年人结核性脑膜炎的特点是头痛、呕吐较少见,约半数病人脑脊液改变可不典型,但脑实质损害较多见。

诊断主要依靠腰穿,脑脊液的特点为压力增高明显,可达 400 毫米水柱或更高,外观呈黄色,静置后可有薄膜形成,如毛玻璃状。淋巴细胞显著增多,但一般不超过 500×10^6/升,蛋白中度升高,糖及氯化物下降。结核菌培养是诊断的金标准,但阳性率较低。

患了脑炎有哪些表现

脑炎为侵犯脑实质的急性或慢性炎症性疾病。从病原学上来说,常见的有病毒性脑炎、化脓性(或细菌性)脑炎和结核菌性脑炎。症状学上往往表现为:a. 感染症状:发热。b. 颅内高压征:头痛、恶心、呕吐等。c. 脑膜刺激征:颈项强直、克匿格征和(或)布鲁津斯基征阳性等。d. 部分病人出现精神症状及其他和受损脑组织功能相关的症状:如意识障碍、偏瘫、抽搐、精神异常等。相对地说,病毒性脑炎病情较轻,化脓性脑炎起病急骤凶猛,而结核性脑炎相对隐袭起病,但总体上对于病人的危险性来说 3 种脑炎均可轻可重,主要取决于是否得到及时的诊断和有效的治疗,部分严重病人的确会遗留癫痫、肢体无力等后遗症。腰穿脑脊液检查是可疑脑炎病人最重要的诊断和鉴别诊断措施,脑电图及影像学检查辅助诊断。

患了流行性乙型脑炎有哪些特点

流行性乙型脑炎是过去最常见的病毒性脑炎。自 20 世纪 70 年代乙脑疫苗大规模使用后,流行性乙型脑炎发病率明显下降。流行性乙型脑炎是由乙型脑炎病毒所致的脑实质炎症为主要病变的急性中枢神经系统传染病。流行性乙型脑炎有以下特点:a. 有明显的季节性:乙型脑炎病毒为虫媒病毒,通过蚊虫叮咬传播,因而流行性乙型脑炎好发于蚊虫活动的夏秋季(7~9 月),南方地区通常比北方地区早一个月。b. 主要症状:突然起病,多有高热、头痛、呕吐、意识障碍、精神异常、抽搐等。c. 主要体征:脑膜刺激征阳性(颈项强直等)、病理反射阳性、反射亢进或消失等。d. 血象检查:白细胞计数通常在 10×10^9/升~20×10^9/升,中性粒细胞 80% 以上。e. 脑脊液检查:细胞数轻度增加,压力轻度增高,蛋白质常增高。f. 血清免疫学检查:特异性 IgM 抗体检测、荧光抗体检测、血凝抑制试验及脑脊液抗原、乙脑补体结合试验在病程的不同阶段呈阳性。g. 病毒分离:可用间接免疫荧光试验在脑组织或脑脊液中测出病毒抗原。

患了颅内感染性头痛有哪些特点

各种病原引起的脑炎、脑膜炎均有头痛、颈项强直和急性感染中毒症状（发热等）。头痛多为枕部或深在而弥散的跳胀痛或撕裂样剧痛，屈颈、咳嗽、用力时头痛加剧，病情好转时头痛随之减轻或消失，脑脊液呈炎症性改变。

感冒后头痛和颅内感染性头痛表现一样吗

感冒发热后头痛很常见，一般早期头痛部位在前额、头顶部或后枕部，以后也可转为全头痛；头痛呈胀痛或搏动性跳痛；咳嗽、喷嚏、摇头、活动、直立可使头痛加重；冷敷、毛巾扎头、压迫颈总动脉可使头痛减轻；一般下午或夜间较重，清晨减轻；伴随症状有全身肌肉酸痛、鼻塞流涕、打喷嚏等原发病临床表现；无神经系统阳性体征；一般热退，头痛短时间内缓解；反之则需考虑颅内感染性头痛可能。

颅内感染性头痛呈急性发作；遍及全头部，以枕部为著；为深在而弥散的持续性剧烈跳胀痛或撕裂样剧痛，进行性加重；伴发热、喷射性呕吐、意识不清及颈项强直等神经系统检查阳性体征。

十、内环境稳定失调
疾患引起的头痛

到高原旅游为何有不适反应

气温0℃时海平面大气压为760毫米汞柱,氧分压159毫米汞柱,正常人动脉血氧分压100毫米汞柱。海拔增高至3 000米,大气压降至526毫米汞柱,氧分压110毫米汞柱,此时动脉血氧饱和度尚能维持在90%。当海拔增高至5 000米,大气压降至405毫米汞柱,氧分压85毫米汞柱时,我们动脉血氧饱和度降至70%,就出现缺氧表现。特别是中枢神经系统缺氧可使小血管痉挛继而扩张,通透性增加,产生脑水肿、神经细胞变性坏死及灶性出血。初上高原者机体对缺氧可产生某些适应性变化:呼吸加快、心率增加、心搏出量增加,这是人体对高原低氧的适应过程。但个体的适应能力有一定限度和个体差异,不能适应时产生缺氧的临床表现,称高原反应。初入高原地区或迅速登山时易发生急性高原反应,出现搏动性或爆裂样头痛、头晕、心悸、胸闷、气急、乏力,严重者恶心、呕吐、口唇发绀、记忆力和思维能力下降,一般1~2日症状明显,以后减轻。少数人高原反应症状进行性加重,可发展为高原脑水肿,表现为剧烈头痛、呕吐、烦躁、谵妄,甚至昏迷。轻度高原反应吸氧或回到低海拔区即可缓解。严重高原反应需积极抢救,高流量氧或面罩给氧是首要措施,脱水降颅压及处理并发症,

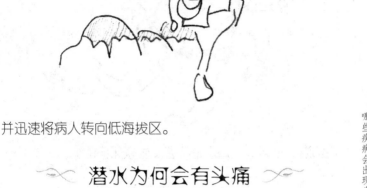

并迅速将病人转向低海拔区。

潜水为何会有头痛

潜水人员潜入海底后迅速上浮水面使人体从高压环境突然转移到低压环境,由于压力快速下降,使高压下体内组织溶解的氮气超过饱和限度而游离为气体,在血管及组织中形成气泡,导致血管内栓塞或血管外组织压迫产生各种症状,称为减压病。轻型仅有皮肤和轻度肌肉、关节疼痛。重型的主要表现为中枢神经症状和循环、呼吸障碍。神经系统症状取决于氮气泡形成的部位和气泡的数量以及大小而定。有头痛、眩晕、恶心、呕吐、耳鸣、听力减退,严重的有颅神经损害、偏盲、截瘫、共济失调和昏迷。但减压病的形成有两个基本要素:一是机体组织和体液在高压下,溶解的惰性气体达到相应的饱和程度是形成气泡的物质基础。二是外界压力迅速且大幅度降低是形成气泡的环境条件。当潜到一定深度,机体组织被惰性气体饱和,一般需要数小时。潜得越深,滞留时间越长,减压病越重。而我们在海滩

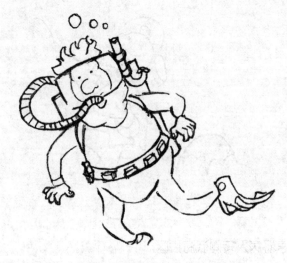

边的游乐项目——潜水是不会发生减压病的。

戴潜水镜为何会头痛

潜水镜性头痛主要见于潜水员和游泳运动员,是由于配戴潜水眼镜过紧,压迫眼眶部,使局部过度受压缺血,而反射性引起肌紧张性头痛。主要表现为眶额部呈持续性钝痛,去除潜水眼镜的压迫后,头痛即会逐渐消除。

中暑后为何会头痛

中暑是在高温影响下,机体体温调节功能紊乱导致的一组急性内科疾病。正常人体温维持在37℃左右,下丘脑体温中枢调节产热与散热达到平衡。在室内常温下(15~25℃)人体散热主要靠辐射,其次是蒸发和对流,少量为传导。当周围环境温度超过皮肤温度时人体散热仅靠出汗蒸发,如机体产热大于散热或散热受阻,体内有过量热蓄积,引起器官组织功能损伤,体温调节功能紊乱而发生中暑。

在高温(室温超过35℃)环境或烈日暴晒下从事一定时间的劳动易发生中暑。有时气温虽未达到高温,但在湿度较高和通风不良的环境中从事重体力劳动也可发生。先天性汗腺缺乏、老人、体弱、疲劳、糖尿病、穿衣不当、过度肥胖、烧伤病人、服用抗胆碱药等,常为中暑的诱因。

多数病人起病急,少数病人有1至数日的前驱期,表现为头痛、头昏、乏力、恶心、出汗减少,体温正常或稍高,及时离开高温环境休息,症状可消失。不离开高温环境病情可继续加重,导致体温升高达40℃以上,无汗、皮肤潮红或苍白,脉快、血压降低、呼吸快而浅,有不同程度的意识障碍,表现为嗜睡、昏迷。

中暑者应迅速转移到通风阴凉处,口服凉盐水、清凉含盐饮料,有循环衰竭者静脉给予生理盐水、葡萄糖液、氯化钾等,病人经治疗后,一般30分钟至数小时即可恢复。但严重者有多脏器损伤,包括肝、肾、心、肺,危及生命。

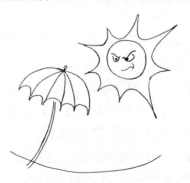

夏天防暑降温工作非常重要,尤其是在高温环境下从事体力劳动的,要经常间断地安排到阴凉处休息、散热,并喝大量含盐饮料,补充盐分和水分。如已有头痛不适者,更应避免马上再到高温下工作。

何谓睡眠呼吸暂停综合征

睡眠呼吸暂停综合征是每夜 7 小时睡眠中,呼吸暂停反复发作 30 次以上,每次发作 10 秒以上,或呼吸暂停低通气指数超过 5 次以上(低通气是指呼吸气流降低超过正常气流强度 50% 以上,并有 4% 氧饱和度下降)。临床上睡眠呼吸暂停综合征分为 3 种类型:

① 阻塞型:发生呼吸暂停时胸腹部呼吸运动仍存在,但口鼻无气流通过。鼻咽喉部结构异常导致上呼吸道狭窄或阻塞是阻塞型的主要原因,如慢性鼻炎、鼻甲肥大、鼻中隔扭曲、因既往骨折引起的鼻道狭窄、腺样增殖体、扁桃体肿大或肿瘤、肥胖、项部粗短、慢性阻塞性肺疾病等。此型最多见,约占 80%。

② 中枢型:发生呼吸暂停时胸腹部呼吸运动停止,口鼻无气流通过,主要见于各种原因所致延髓病变,延髓呼吸中枢受抑制。

③ 混合型:指一次呼吸暂停发作时,先表现中枢性呼吸暂停,随后出现阻塞性呼吸暂停。

任何原因导致的睡眠呼吸暂停综合征均伴进行性氧和血红蛋白去饱和作用、高碳酸血症、缺氧、全身及肺动脉压短暂增高、窦性心动过缓及其他心律失常等。当血气变化及其他刺激时,引起一次觉醒反应,使睡眠减轻或出现短暂意识清醒,呼吸即刻恢复,随后病人很快再次进入睡眠,上述表现重复出现。少数病人一夜中可有几百次发作。

阻塞性睡眠呼吸暂停综合征的临床特征是由响亮的鼾声、短暂气喘及持续 10 秒以上的呼吸暂停交替组成。晨起头痛是常见的主诉,自我感觉一夜没有得到很好的休息,而同睡的人却反映其鼾声如雷，睡得很深沉。另外，可伴有白天疲劳、困倦、反应迟钝、记忆力下降、口干等。多导睡眠图是诊断该病的金标准。

治疗除治疗原发病外，应根据睡眠呼吸暂停类型及症状严重性采取不同的治疗方法。打鼾的病人应注意减肥，睡眠采取侧卧位，并将头抬高。目前阻塞性睡眠呼吸暂停综合征最常用的方法是经鼻持续正压气道通气，睡眠时带一个与呼吸机相连的面罩，由呼吸机产生的强制气流能够增加上呼吸道压力，使上气道始终保持开放，避免阻塞。但部分病人因不适感，难以坚持使用。不适应呼吸机的和有严重阻塞者可手术或电刀切除肥大的扁桃体和肥厚的腺样增殖体，以缓解气道阻塞。

高血压与头痛有何关系

大多数高血压病人经常有头痛的主诉，尤其是舒张压升至120毫米汞柱以上通常会引起头痛，一般是轻中度胀痛或搏动性头痛。高血压和偏头痛是两个独立的疾病，但互相之间有密切关系。病人往往罹患两种疾病，而高血压头痛的发病机制与偏头痛相似，即血管搏动性增加，头痛性质相同。病人在头痛时测血压较高就认为是高血压引起的头痛，但加强了降压治疗，头痛仍久未缓解，遂来门诊。高血压自然会引起头痛，但不能忽略头痛也会引起血压升高。最能鉴别的是多测几次血压，如降低血压可使头痛缓解的是高血压性头痛；血压正常时也感到头痛，服治疗偏头痛的药，如氟桂利嗪（西比灵）后头痛缓解的提示是偏头痛，头痛缓解了，不用增加降压药，血压也就正常了。另外，还有一种情况：发现高血压服用降压药后，出现头痛。降压药大多有头痛的不良反应,尤其是钙离子拮抗剂,特别易引起头痛,换一种降血压药,头痛可能就不明显了。

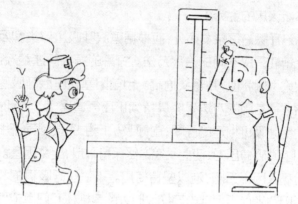

高血压脑病引起的
头痛是什么表现

高血压脑病是引起剧烈头痛很重要的疾病,其病因主要是血压骤然急剧升高导致一过性急性而短暂的脑功能障碍综合征。该病可发生于各种原因导致动脉性高血压病人,成人舒张压大于 18.67 千帕(140 毫米汞柱),儿童、孕妇或产妇血压大于 24.0/16.0 千帕(180/120 毫米汞柱)时也可发病。除肾性高血压、子痫、嗜铬细胞瘤等疾病引起的血压急速升高外,往往在原发性高血压的基础上因过劳、疼痛、身体不适、情绪激动、紧张、气候变化、停用降压药等因素,诱发突发性血压急剧升高,出现剧烈头痛、呕吐、视物模糊、听力障碍、烦躁等症状。头痛为该病的首发症状,而且是全头部剧烈性头痛,其性质多呈炸裂样、搏动性、持续性头痛。高血压脑病其发病机制是复杂的,可能当血压极度迅速升高时,脑内小动脉痉挛,在超过脑血管自身调节能力时,脑内小动脉被动性扩张,此即脑血管自身调节崩溃,导致脑血流量增加,由于脑血管过度灌注,引起毛细血管壁坏死或通透性增加,血管内液体外渗到细胞间隙,造成脑水肿。如血压不能很快下降,可继发神经元缺血、斑点状出血和小梗死。此时头 MRI 可显示广泛脑水肿,尤其是顶枕叶水肿对高血压脑病诊断具有特征性意义。诊断高血压脑病首先得排除缺血性和出血性脑卒中,后者为脑局部的病变。如有条件且在病情允许的情况下进行影像学(头 CT、MRI)检查对鉴别诊断很重要。

该病早期确诊后,应卧床休息,尽快降血压、降颅压、减轻脑水肿,但血压不要下降得过快、过低,以防发生脑血流灌注不足,诱发脑梗死。降血压处理后头痛很快获得缓解或消失,无神经系统后遗的体征。

妊娠后头痛应注意些什么

妊娠妇女应定期到医院测量血压。以往有高血压史的,要了解怀孕后血压是否控制得好;而以往无高血压史的,也应了解是否患上妊娠高血压。如孕妇在未孕前或 20 周前,血压(即基础血压)不高,而至妊娠 20 周后血压开始升高大于或等于 18.67/12.0 千帕(140/90 毫米汞柱),即是患有妊娠高血压。妊娠合并高血压疾病的诊断是由高血压工作组在 2 000 年提出的,有 5 种类型的妊娠合并高血压疾病:a. 妊娠期高血压(以前称之为妊高征或一过性高血压)。b. 子痫前期。c. 子痫。d. 慢性高血压并发子痫前期。e. 慢性高血压。

妊娠期高血压的诊断是在孕期首次发现血压大于或等于 18.67/12.0 千帕(140/90 毫米汞柱)时作出的,病人此时尚未发生蛋白尿。如果病人没有发生子痫前期并且在产后 12 周内血压恢复正常,那么妊娠期高血压只是一个一过性的高血压。由于正常孕妇发生水肿较为常见,难以鉴别,所以水肿不再作为一个诊断标准。重要的是,妊娠期高血压病人可能会有子痫前期其他相关的表现,例如头痛、上腹部疼痛或血小板减少,这些情况需要干预。而病人血压绝对值低于 18.67/12.0 千帕(140/90 毫米汞柱),但若收缩压较基础血压升高 4 千帕(30 毫米汞柱),舒张压升高 2 千帕(15 毫米汞柱)的情况需严密观察。

子痫前期是一个妊娠特异性的综合征,由于血管痉挛和内皮细胞的激活导致脏器灌注的减少。蛋白尿是指 24 小时尿蛋白超过了 300 毫克或者随机尿样分析尿蛋白超过 300 毫克/升。血压可高达 21.34/14.67 千帕(160/110 毫米汞柱)或更高。在高血压及蛋白尿等的基础上,病人出现头痛、头晕、眼花、恶心、胃区疼痛及呕吐等症状。这些症状表示病情进一步恶化,特别是颅内病变进一步发展,预示将发生抽搐,故称先兆子痫。

子痫:在先兆子痫的基础上进而有抽搐发作,或伴昏迷,称为子痫。少数病例病情进展迅速,先兆子痫征象不明显而骤然发生抽搐。抽搐次数少及间隔长者,抽搐后短期即可苏醒;抽搐频繁持续时间较长者,往往陷入深昏迷。子痫多发生于妊娠晚期或临产前,称产前子痫;少数发生于分娩过程中,称产时子痫;个别发生产后 24 小时内,称产后子痫。

慢性高血压并发子痫前期:在妊娠 20 周前患有高血压当时没有蛋白尿,新出现尿蛋白大于或等于 300 毫克/24 小时尿;或者 20 周前患有高血压和蛋白尿者,突发蛋白尿或者血压升高。

慢性高血压:在妊娠前血压大于或等于 18.67/12.0

千帕（140/90 毫米汞柱）或在 20 周前诊断了高血压或在妊娠 20 周后诊断高血压，在产后 12 周后高血压持续存在。

子痫和先兆子痫时头痛是高血压脑病的一种表现。高血压脑病是指血压骤然升高而引起的急性全脑功能障碍。妊娠高血压综合征病人血压急骤升高，超过了脑血管自动调节的极限，脑血管被动扩张，血管内液体外渗，迅速出现脑水肿及颅内压增高，导致脑功能障碍。

妊娠高血压发病可能与以下几种诱发因素有关：a. 精神过分紧张或受刺激致使中枢神经系统功能紊乱时。b. 寒冷季节或气温变化过大，特别是气压高时。c. 年轻初孕妇或高龄初孕妇。d. 有慢性高血压、肾炎、糖尿病等病史的孕妇。e. 营养不良，如低蛋白血症者。f. 体型矮胖即体重指数（BMI）[体重（千克）/身高（米）^{2}]大于 24。g. 子宫张力过高，如羊水过多、双胎、糖尿病巨大儿及葡萄胎等。h. 家庭中有高血压史，尤其是孕妇之母有妊高征史者。

妊高征的用药原则：a. 以不影响心排出量、肾血流量与胎盘灌注量为原则。b. 凡舒张压大于等于 14.67 千帕（110 毫米汞柱）者当予以静脉滴注。

更年期为何易发生头痛

目前认为，女性在 45～55 岁绝经期前后，男性在 50～60 岁前后的一段时间为更年期。更年期综合征是指病人在更年期内首次出现的神经、内分泌所致的症状和情绪障碍。女性发病率大于男性，更年期综合征的发病机制目前尚不确切，只能说与个人素质、心理素质、社会因素、体内内分泌失调有关，头痛、头晕是其最常见的临床症状。头痛的性质和部位多种多样，经过各种检查却找不到中枢神经系统异常的证据。除头痛外，更年期病人还可有失眠、乏力、健忘、食欲减退、腹胀腹泻、便秘、心慌、胸闷、水肿、盗汗、畏寒、四肢麻木、手抖、性欲减退、情感波动等。

对于更年期综合征的治疗多采用综合治疗，包括让病人理解这种疾病的原因、性质和规律，以消除不必要的疑虑，帮助病人树立战胜疾病的信心，合理安排生活作息时间，同时可以小剂量地应用药物治疗。

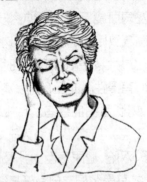

雌激素为何会影响头痛

雌激素影响头痛的机制是多方面的：

① 雌激素可引起神经细胞形态学的改变：当体内性激素水平发生周期性变化时，大脑内神经细胞突触发生相应的变化。

② 雌激素水平变化对疼痛阈值有影响作用：疼痛阈值随雌激素水平升高而增高，伴随雌激素高峰出现而达峰值，并随雌激素水平同步下降，女性在妊娠期疼痛阈值都有不同程度的上升。

③ 雌激素还对痛觉传导通路有影响：研究证实，外周血中的 5－羟色胺水平与头痛密切相关，而外周血 5－羟色胺和雌激素水平呈正相关，当血清雌激素水平升高时，

5-羟色胺随之升高,它可以同中缝核背侧的自主调节受体结合产生负反馈作用,而对头痛症状有所缓解。

④ 雌激素参与调节一系列神经递质水平,例如5-羟色胺、去甲肾上腺素、多巴胺和内啡肽等。雌激素水平变化还能影响5-羟色胺能神经元及脑内受体对5-羟色胺敏感性的改变。

雌激素对头痛的影响是多方面,它影响神经化学活动的能力有可能导致女性不同生理阶段头痛发病情况发生变化。

饿也会引发头痛吗

是的,饥饿有时也可以引起头痛。有些人在饥饿时可引起反射性头部血管痉挛,继而被动性血管扩张引起头痛。饥饿性头痛同时可伴有头昏眼花、疲软出汗,进食后10余分钟头痛即可好转。有此类头痛的人应养成定时进餐或少食多餐的习惯。

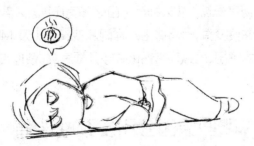

十一、头和面痛由于头颅、颈部、眼、耳、鼻窦、牙、口腔或其他面部或头颅构造疾患

何谓颈性头痛

颈性头痛是颈椎及其周围软组织病变所致头痛的总称,是常见头痛之一,易被忽视而误诊为功能性头痛,导致久治不愈。颈性头痛主要表现为一侧或双侧枕部或枕顶部非搏动性、经常性钝痛或牵拉痛,偶为刺痛,可放射到眶后、额颞部,多伴有颈项不适、头晕、失眠、健忘、多梦、烦躁、困倦及视物模糊等不适。一般晨起时较轻,下午加重。体格检查可发现颈部肌肉紧张压痛,棘突旁可有压痛,有时可触及棘上韧带滑脱。枕大神经出口区多有压痛。X线片多见颈椎弯曲度变直,骨质增生及椎间隙变窄,CT及MRI可显示椎间盘突出、后纵韧带钙化并除外颅后窝、颈椎其他器质性病变。

哪些原因会引发颈性头痛

颈部疾病,如颈椎间盘突出、颈椎骨关节、软骨、韧带、肌肉及筋膜等发生退性变、创伤、慢性紧张劳损,导致神经、血管受到损害:

① 颈部肌肉持续收缩刺激、压迫颈枕部神经。

② 颈部神经根受压损伤。

③ 椎基底动脉系统供血不足。

青光眼与头痛有何关系

青光眼是眼科的常见病,由于房水流出障碍导致眼压升高,引起头痛。急性青光眼常因眼眶、前额部剧烈疼痛、恶心、呕吐、同侧视力急剧下降而来急诊。但有些老人因高度近视、白内障、黄斑变性、视神经萎缩,原来视力就很差,就诊时缺乏视力下降的主诉,常被误诊为神经系统疾病或头痛。甚至因患侧眼睛瞳孔扩大,而当作颅高压、早期脑疝抢救。其实只要注意检查眼部,不难发现眼充血、角膜浑浊、瞳孔扩大、强直,测眼压很高,诊断困难不大。

慢性青光眼的病人呈渐进性视力下降,伴反复头痛,眼睛外观正常,眼压有时偏高,有时正常,给诊断造成困难。慢性青光眼因凌晨眼压增高,病人可于夜间痛醒,光线暗时瞳孔开大,也易引起头痛。老年人经常一侧头痛、眼胀,需反复测眼压,以免误诊、漏诊。

头痛与复视有何关系

有时可遇见头痛伴复视来就诊的病人,复视即一个物品看上去有两个影子,此为眼外肌麻痹所致。眼外肌中上直肌、下直肌、内直肌、下斜肌是动眼神经支配,上斜肌是滑车神经支配,外直肌是外展神经支配。当眼外肌麻痹或支配眼外肌的神经麻痹时,导致患侧眼轴偏斜,物品映像不能投射到黄斑区,因视网膜与枕叶皮质有固定的空间定位关系,不对称视网膜视觉刺激在枕叶皮层引起两个映像冲动,无法融合,导致复视。健侧眼视物对应黄斑区,映像清晰,为实像,麻痹侧眼视物映像落在黄斑区外,视网膜形成映像不清晰,为虚像。

复视的病因多种多样,而头痛伴复视的常见以下几种疾病:

① 眼肌麻痹型偏头痛:儿童或青年多见,有眼肌麻痹型偏头痛家族史,本人有偏头痛发作史,可在头痛发作时出现眼肌麻痹,但多见头痛消失后 2~5 天出现,常为动眼神经麻痹(包括眼内肌和眼外肌),偶见外展神经麻痹,常数日内恢复(最短持续 45 分钟,长者可达 2 个月),一般均能完全恢复,也有因多次发作眼肌麻痹恢复不完全而遗留一些症状。以前分类为先兆型偏头痛的一个亚型,因有证据说明其属于脱髓鞘性神经障碍,现将此病归类于颅神经痛和中枢源性面痛中。

② 痛性眼肌麻痹综合征:该病病因不明,可能为海绵窦内肉芽肿性炎症,中年以上发病,急性或亚急性起病,在眼肌麻痹前数天或眼肌麻痹之后出现眶周顽固性剧痛,病情进行性加重,可从一个眼外肌的瘫痪,发展至眼球固定,还可累及三叉神经第 1、2 支损伤,往往伴结膜充血及眼球轻微突出,可累及对侧眼。激素治疗有效。

③ 脑动脉瘤:脑动脉瘤扩张时往往有波动性头痛,后交通动脉瘤、大脑后动脉瘤、基底动脉上段动脉瘤及床突上颈内动脉瘤等常累及动眼神经,颈内动脉海绵窦段动脉瘤可侵犯外展神经、滑车神经,出现复视。脑血管造影可明确诊断。

④ 海绵窦血栓形成:急性起病,常有眼眶部、鼻窦、上面部化脓性感染史(如疖肿),引起海绵窦化脓性血栓形成。先出现眼眶部疼痛、剧烈头痛、高热,继之出现眼睑下

垂、眼球各方向运动受限和复视,眼球固定,并伴有睑结膜和球结膜水肿、眼球突出、眼周软组织淤血、肿胀,眼底可见视乳头水肿,周围有出血。

⑤ 颅底转移癌:癌肿颅底转移可导致动眼神经、滑车神经、外展神经麻痹,出现复视。最常见的是鼻咽癌向上浸润生长,引起外展神经麻痹,并伴头痛。其他癌肿,如肺癌、乳腺癌、宫颈癌、前列腺癌等也可发生颅骨转移,侵犯颅底的颅神经,引起眼球活动障碍。有恶性肿瘤病史的病人,发生头痛和复视,需高度重视,颅底平片和头 CT、MRI 检查可诊断。

引起头痛伴复视的病因很多,绝大多数是器质性疾病,因此病人需及时就诊,进一步检查,明确病因,及早治疗。

中耳炎与头痛有何关系

耳源性头痛多由耳部急、慢性炎症刺激鼓膜及鼓室神经,反射性地引起头痛。头痛的部位、程度与神经分布和疾病的性质关系密切。急性化脓性中耳炎因炎症渗出物在鼓室堆积压迫鼓膜,引起耳道深部疼痛,严重者可呈搏动性剧痛。分布于鼓室、鼓膜的三叉神经分支和耳颞神经受到刺激引起同侧颞、顶、枕部持续性、搏动性、放射性疼痛,其性质非常剧烈,难以忍受。直到鼓膜穿孔或切开引流,头痛才随之减轻或消失。而慢性化脓性中耳炎引起的头痛,往往为颅内并发症的表现,如硬膜外脓肿、化脓性脑膜炎、脑脓肿。特别需要警惕的是急性或慢性中耳炎可引起横窦血栓形成。典型的症状是发热及头痛、呕吐、颅高压征象,通常没有局部定位体征,因而容易误诊。该病未经治疗病死率很高。应积极治疗中耳感染预防横窦血栓形成。

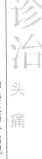

鼻窦炎与头痛有何关系

鼻和鼻窦有很多疾病伴有头痛的症状,鼻源性头痛的共同点是:头痛均伴有原发性鼻或鼻窦性疾病的症状与体征,头痛的性质多为钝痛或隐痛,无搏动性,多数不伴恶心、呕吐。头痛的部位和发作的时间与鼻窦炎的部位有关,任何增加腹压的动作和头颈部静脉压增高的因素,如咳嗽、用力排便、衣领过紧等均可使头痛加重。情绪激动、空气污浊、吸烟、饮酒也可使头痛加重。

最常见急性鼻窦炎性头痛,因为急性炎症造成与鼻腔相通的副鼻窦引流不畅,分泌物储留,压迫刺激鼻窦内黏膜下神经末梢引起头痛,细菌毒素刺激神经末梢也引起头痛。头痛特点按鼻窦炎的部位而定:

① 急性上颌窦炎:以患侧面颊部、前额部疼痛为主,早晨起床后头痛较轻,午后加重,平卧位头痛减轻。

② 急性额窦炎:初期全头痛、后局限在前额部,头痛的规律是早晨起床后开始头痛,近中午时头痛最严重,午后逐渐减轻,晚上头痛基本缓解。

③ 急性筛窦炎:该病分前组病变与后组病变。前组病变与额窦炎相似,后组病变疼痛部位在枕部,一般头痛较轻。

④ 急性蝶窦炎:头痛部位在眼球深部,可反射到枕部和头顶中央部,重症者伴有头昏或头晕。头痛上午重,分泌物排出后头痛可减轻。

诊断根据鼻腔内有自发流出或吸出的脓性分泌物,头痛和鼻炎同时发生,急性炎症治愈后,头痛消失,同时有MRI 显示鼻窦炎症和积液。治疗主要是穿刺引流、冲洗和抗感染治疗。

门诊经常碰到头痛病人做头 MRI 检查,报告有上颌窦、额窦或筛窦黏膜增厚,此为炎症后改变,多不引起头痛。

为何咀嚼时会头痛

龋齿、牙神经炎、三叉神经痛均可在吃东西时诱发局部疼痛或放射性神经痛。但还有一种表现为颞下颌区疼痛、运动异常、弹响或杂音 3 大主症的疾病,称颞下颌关节痛。是一侧颞下颌关节功能障碍引起的一种颅面痛。病因尚未明了,全身性因素如精神紧张、烦躁和失眠等,局部性因素如咬合关节紊乱、用力咀嚼、夜间磨牙等均可诱发或促使病情加重。此病多在 20~40 岁发病,女性多于男性。头痛常为病人的第一主诉,主要位于颞部、面部,严重时一侧头痛,咀嚼时加重,可伴张口困难和弹响声。如张口时颞下颌关节处按痛明显有助于诊断。治疗首先是进软食,让颞下颌关节休息,局部可热敷或理疗,短期服非类固醇消炎止痛药,必要时可做局部封闭治疗。保守治疗无效且已有明显器质性病变者可进行手术治疗,包括关节盘摘除术及髁状突高位切除术。

头痛与特发性面神经麻痹
(周围性面瘫)有何关系

特发性面神经麻痹又称面神经炎或贝尔(Bell)麻痹,是因茎乳突孔内面神经非特异性炎症所致周围性面瘫。面神经炎的病因未完全阐明。激发因素可能因受寒冷刺激、病毒感染(如带状疱疹)和自主神经功能不稳等引起面神经的营养血管痉挛,导致神经的缺血水肿或无菌性炎症,使面神经麻痹、面肌瘫痪。病前可先有患侧耳后乳突区、耳内或下颌角的疼痛,1 至数天后出现面侧肌瘫痪,表现为额纹消失、眼睛闭合不全、口歪、食物易滞留于齿颊之间等。膝状神经节带状疱疹时疼痛剧烈,并在鼓膜和外耳道有疱疹,大多伴有同侧舌前 2/3 味觉丧失,面神经瘫痪往往严重,预后较差。

受寒冷刺激后,如冬天受寒风吹或天热长时间受空调吹,病人出现耳后、耳内疼痛时需警惕发生周围性面瘫,此时如服用钙离子拮抗剂解除血管痉挛,往往发病较轻。

十二、精神疾病引起的头痛

何谓与精神和心理疾病共存的头痛

以头痛为主诉的病人在综合医院神经内科门诊就诊者中约占50%，是最常见的临床症状。虽然其中有很大一部分是偏头痛、紧张性头痛等，但是仍有部分病人因持续不能缓解的慢性头痛症状反复就诊，重复接受头部CT、MRI或MRA，甚至脑血管造影检查，所有这些检查方法均未能发现导致病人头痛症状持续不能缓解的器质性病变。临床常用的镇痛和对症治疗亦不能使病人的头痛症状得到明显改善。但经有关的精神和心理障碍量表筛查，发现这些病人均存在明显的抑郁和焦虑症状，且抗抑郁药对其有效。因此，头痛分类中特别提出了"与精神和心理疾病共存的头痛"这一名称。其实，临床中这类头痛并不少见，已有临床调查发现，15%~60%的头痛病人伴有抑郁症和（或）焦虑症。但是，医生在询问病史过程中往往忽略了导致病人长期头痛发作或症状不能缓解的重要因素——情绪和情感的波动，以及随之而来的精神和心理障碍。因此，门诊医生在诊断头痛时应当关注病人的精神心理状态、情感和情绪是否与慢性头痛的发作频率和严重程度有关。如果在问诊中加入"你最近心情好吗?"或"你对目前的生活或工作状况感到满意吗?"的简单问题，可能会使病人出现情绪和情感反应,或主动叙述心境恶劣等情况,或发泄对周围人物、事件或环境的不满,也可能有些病人采取回避或否认的态度,但所有病人均不否认情绪变化可导致头痛发作和加重的事实。通过简单的问诊,医生可评价病人的抑郁和焦虑状态,有助于对其是否存在影响头痛的精神和心理因素进行判断,并对存在情感障碍的头痛病人同时给予抗焦虑和抑郁治疗,以提高其生活质量。

怎样识别焦虑障碍

　　焦虑障碍是常见的以焦虑症状为主的情感障碍性精神疾病,根据美国精神病学会的《精神疾病诊断与统计手册》(第4版)主要分为6种:惊恐障碍、强迫症、社交恐惧症、广泛性焦虑障碍、特定类型的恐惧症、创伤后应激障碍。惊恐障碍和广泛性焦虑最常见。焦虑症状是原发的、没有明确客观对象和具体观念内容的提心吊胆和恐怖不安的心情,除了焦虑心情外,还有显著的自主神经症状、肌肉紧张以及运动性不安,病人因难以忍受又无法解脱而感到痛苦。焦虑障碍的终身患病率一般在20％左右。老年人群中比较常见的焦虑障碍为惊恐发作,表现为突然出现的胸闷、气短、心悸或心前区疼痛,反复拨打急救电话,或多次到医院看心内科及呼吸科急诊,检查血压、脉搏和心电图均在正常范围,超声心动图、动态心电图、冠状动脉造影均未能发现病人存在较严重的心脏器质性病变,甚至有的病人在安放了冠状动脉支架后仍然继续发作。国内外有关的临床研究证实:反复以胸闷或胸痛为主诉到心内科就诊的病人中有50％符合焦虑障碍的诊断标准。

怎样识别抑郁障碍

抑郁障碍是一种现代社会人群中比较常见的情感障碍性精神疾病,特指由于各种病因所导致的一种不愉快的情绪体验,可以表现为从轻度的缺少愉快感到严重的绝望、自杀。核心症状是丧失感,如兴趣、快乐、动机、自信心等均不同程度的下降或完全丧失。临床表现为情绪低沉、兴趣索然、精力下降、疲乏无力、思维迟缓、活动减少、不愿出门、不愿见人、自觉不如人、心烦意乱、坐立不安、易发脾气、悲观厌世、甚至自杀等情感症状,可伴有头痛、头晕、心悸、失眠、出汗、胃肠不适等躯体症状,通常症状持续在 2 周以上,对患病者的日常生活和社会功能造成一定的影响。

过去我们常常强调抑郁的情感症状,即"三低症状":情感低落、思维迟缓和意志活动减退,而容易忽视抑郁状态下的躯体症状。研究发现,有相当一部分抑郁障碍的病人以躯体的各种不适为主诉,他们通常求诊于综合性医院及基层医疗机构,向医生诉说的是躯体症状,而不是抑郁情绪,对这样的病人近半数以上将会被临床医生漏诊。由于受中国传统文化的影响,当抑郁情绪来临时人们大多不愿向他人诉说,更不愿求助于心理医生,而是将不良情绪压抑下来,只有当躯体症状出现时人们才会去综合性医院或基层医疗机构,而不是精神卫生机构求医。在求医的过程中,他们向各科医生反复诉说的是躯体的各种不适感,而不是抑郁情绪。有调查资料显示,抑郁障碍的病人首诊于综合性医院及基层医疗机构的占 37％,抑郁病人诉说最多的躯体症状依次是:食欲下降、入睡困难、胸闷、心慌、疲乏无力、头昏、尿频、头痛、胸痛。香港中文大学的研究发现,香港抑

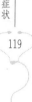

郁病人的临床就诊主诉表现与西方病人完全不一样,最常见的主诉症状表现为疲乏、疼痛和胃肠道、心血管症状。

老年抑郁障碍有哪些特征

老年人抑郁障碍的患病率大大高于一般人群。躯体疾病尤其是慢性躯体疾病是老年抑郁障碍的主要诱因,其中脑卒中、高血压、心肌梗死、糖尿病是老年抑郁的重要危险因素。由于慢性躯体疾病的老人卧床时间延长,出现情绪低沉或食欲减退、疲乏无力、睡眠障碍等,增加疾病的致残性,直接影响疾病的预后。又由于并发症的产生,病人对病情过度焦虑、恐惧、担忧、悲观等加重抑郁。生活事件是老年人抑郁的另一重要诱因,丧偶、独居或退休给老年人造成严重心理损失感,又缺乏有效的心理自我调节能力,因此压抑的心情得不到疏导,导致抑郁情绪的产生。老年抑郁障碍病人焦虑色彩突出,躯体不适主诉多,疑病观念强。主要的临床特征表现在以下几个方面:

① 正常情感体验的扭曲:无缘由地感到痛苦、悲伤、委屈和流泪,被孤独、沮丧和无望感包围着,对配偶和子女不信任、不满意。

② 正常活动能力的受损:无法从任何事物中感到快乐,丧失原有的兴趣和爱好,不想工作、不能读书看报、不想做家务、不再听广播和看电视,甚至连进食一日三餐和起床、如厕都觉得是沉重的负担。

③ 思维内容的异常改变:对未来充满忧虑和担心,对目前的状态感到自责,无自身价值感,生不如死的绝望感导致自杀念头,严重者可发生过自杀未遂事件。

④ 难以忍受的躯体症状:食欲减退、体重下降、胃部胀

满、腹泻或便秘、头痛、头昏脑胀、入睡困难、多梦、早醒失眠、四肢无力、颈背酸痛、心悸、出汗、双手颤抖、性欲减退等，因难以忍受的躯体症状以至怀疑自己得了不治之症而促进自杀计划的实施。

⑤ 危及生命的自杀风险：抑郁障碍的自杀风险可高达15％。

精神和心理疾病共存的头痛有哪些表现

与精神和心理疾病共存的头痛病人主要表现为：持续性的头痛、头胀、头闷、头脑不清醒，头顶沉重（顶重物、压石头、戴紧箍咒）感，头皮麻木、灼热、蚁爬感，怕风、怕冷等，常伴有记忆力减退、注意力不能集中、入睡困难，还可伴有咽部异物感、颈背酸痛、胸闷、多汗、胃肠道症状等。病人在就诊过程中可能有如下表现：

① 表情痛苦：在诉说病史过程中眼含泪水、掩面而泣、严重者痛哭流涕、悲痛欲绝。提示情绪低落、绝望、无助，仔细询问病人曾有过自杀未遂事件。

② 沉默不语：对病史不能详细描述，仅有简单的表达，再问不答，丧失兴趣和愉快感，思维迟滞、工作能力减退，可有自杀念头或正在准备自杀的倾向。

③ 滔滔不绝：反复叙述躯体症状，强调本人痛苦的严重程度，全身各个系统均感不适，提示存在心境恶劣、情绪不稳定和焦虑情绪。

④ 反复询问：反复多次进出诊室，询问医生，对处方的药物和医生的答复不能满意和认同，提示存在着广泛性焦虑。

⑤ 条理清晰:携带打印或书写的历年的自身感受以及多种检查结果就诊,甚至画出解剖图谱,怀疑自己患了某种诊断不出来的疑难怪病,提示为疑病症,或有明显的躯体形式障碍。

哪些器质性病变引起的头痛伴有抑郁和焦虑

在临床实践中,确实有部分器质性病变导致头痛病人在病程中没有出现特征性的神经系统症状和定位体征,而且有比较明显的抑郁和焦虑障碍表现,因未能及时进行神经影像学检查,导致误诊和漏诊。

① 以抑郁为首发症状的双侧额叶占位病变:常见于老年病人,因发生性格和情绪变化就诊,在数月内神经系统检查均无定位体征。按照老年抑郁症治疗后症状可一度减轻,但逐渐出现比较严重的认知功能障碍,头部计算机体层摄影(CT)和磁共振成像(MRI)检查发现双侧额叶胶质瘤。

② 仅表现为头痛和情绪变化的多发性硬化:常见于中青年女性,以头痛、周身不适起病,伴有情绪和情感波动,考虑有神经症存在,抗抑郁、抗焦虑对症治疗数月后,病人逐渐出现视物成双、行走不稳和四肢无力等症状。头部 MRI 检查可发现双侧大脑白质区和脑干多发的斑片状,T_1 低信号和 T_2 高信号灶。

③ 以慢性每天头痛为临床表现的脑膜慢性非特异性增殖性炎症:多发生在中青年男性病人,表现为每天头痛、头胀,无入睡困难和其他的躯体症状主诉,头部 MRI 检查 T_1 加权像和 T_2 加权像未见特征性改变,按照慢性每天头痛给予抗抑郁和抗焦虑治疗数月,症状持续无缓解。头部

MRI 增强扫描发现大脑表面和颅底脑膜广泛强化，明显增厚，提示为慢性增殖性改变。脑脊液压力、常规、生化和细胞学检查未发现异常。

因此，在诊断与精神和心理疾病共存的头痛时，首先需进行神经影像学检查等排除器质性疾病引起的头痛，并在抗抑郁/焦虑药物治疗效果不太理想时，随访神经影像学等检查及追问有无其他症状，并重复神经系统体检查找定位体征，以免延误治疗。

十三、颅神经痛和中枢源性面痛

什么是三叉神经痛

三叉神经痛是经典的神经痛之一。三叉神经痛表现为一侧面部突发剧烈电击样疼痛,常由颌部向耳部放射,并限于三叉神经分布区,发作频繁,下颌动作(如咀嚼、哈欠等)、洗脸、刷牙、冷热刺激等均可诱发。

三叉神经痛的病因,一般认为有两种:一种是中枢性的功能异常,病因往往在三叉神经脊束核;另一种是周围神经的功能异常,通常认为在神经根。近年来的研究更多地集中在后者,认为初始的异常在三叉神经节,该机制强调三叉神经根的冲动传导异常,而该处正是血管压迫的公认位置,由此推理血管压迫导致三叉神经根脱髓鞘,促使假突触形成。这可能使轻微触觉刺激通过假突触"短路"传入中枢,中枢传出冲动又通过"短路"再次传入中枢,如此很快叠加,导致三叉神经痛发作。

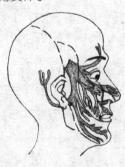

何谓舌咽神经痛

舌咽神经痛是一种出现于舌咽神经分布区的阵发性剧烈疼痛,疼痛的性质与三叉神经痛相似,多位于咽壁、扁桃体窝、软腭及舌后 1/3,可放射到耳部。1910 年,Weisenberg 首次描述了该病。该病发病率较低,约为三叉神经痛发病率的 1%,男女发病率无明显差异,多在 40 岁以上发病。发病性质同三叉神经痛相似,在耳后、舌根、咽壁及扁桃体窝等处有"扳机点",发病时病人疼痛难忍,严重影响生活质量。

原发性舌咽神经痛的发病机制尚不明确,可能与椎动脉或小脑后下动脉等血管的压迫,局部蛛网膜的增厚粘连等所导致的舌咽神经脱髓鞘有关。

何谓带状疱疹神经痛

面部带状疱疹病毒 80% 侵袭三叉神经眼支,10%~15% 侵袭三叉神经半月神经节,也有少数侵袭面神经膝状神经节,引起神经分布区的神经痛。疼痛可在疱疹出现前 1 周即开始,也可在疱疹出现后发生,甚至在疱疹消退后持续疼痛数年。疼痛为受侵袭神经分布区的剧烈刺痛、闪电样痛、烧灼痛。在疱疹出现前,只能诊断是神经痛,当疼痛相应的皮肤区出现两个以上丘疱疹时,诊断较明确。三叉神经眼支的疱疹除出现在相应的皮肤上,还可发生在角膜和球结膜上,引起角膜炎。膝状神经节带状疱疹出现在鼓膜和外耳道,大多伴有面肌瘫痪、同侧舌前 2/3 味觉丧失。治疗首选阿昔洛韦抗病毒药,可缩短出疹和疼痛的时间。苯妥因钠和卡马西平可缓解疼痛，但带状疱疹后神经痛非常顽固，可长期不缓解，治疗也很困难。可选用或加用新型抗癫痫药加巴喷丁、奥卡西平和普瑞巴林（乐瑞卡），抗抑郁药如阿米替林对某些疼痛影响晚上睡眠的病人有效。

脑卒中（中风）后为何会偏身疼痛

有些老年病人因突然发作一侧肢体麻木就诊，并伴有同侧面部和（或）一侧上、下肢疼痛，疼痛可为烧灼感、冷感、刺痛感或难以描述的痛感，放射性，分布弥散，难以准确的定位。疼痛为持续性伴阵发性加剧，可因某种刺激而诱发加重，如外界的强光、强声，甚至情绪激动。体检只发现半身的痛觉减退或痛觉过敏。头 MRI 弥散显示肢体对侧的丘脑有新鲜梗死灶。这种自发性疼痛也称丘脑性疼痛，病因多为丘脑纹状体动脉或丘脑膝状体动脉梗死，使丘脑腹后外侧核损害所产生的丘脑综合征。丘脑综合征以对侧半身的感觉减退或消失为表现，更以对侧的痛觉过敏、感觉过度和自发性疼痛为特征。治疗主要是按脑梗死治疗，对症治疗的药物以卡马西平、苯妥英钠控制疼痛效果好。随着脑梗的恢复，自发性疼痛大多消退，遗留半身麻木、痛觉减退。

年轻人也会患三叉神经痛吗

三叉神经痛多见于 50 岁以上的中老年人，当遇到一患典型三叉神经痛的年轻人时，首先应排除肿瘤，如桥小脑角肿瘤、胆脂瘤、听神经瘤、脑膜瘤和动脉瘤等，排除了肿瘤后应想到多发性硬化。多发性硬化是一种反复发作的中枢神经系统白质脱髓鞘疾病，与自身免疫有关，时间和空间上的多发是其特点，即反复发作→缓解→复发→缓解，且病变大多在两个病灶以上，视神经、大脑侧脑室旁白质、脑干、脊髓都是其好发部位。当脑干三叉神经核以下的颅内外神经连接处发生脱髓鞘病变时，局部可能产生异位冲动，相邻纤维间产生"短路"或伪突触形成和传递，轻微触觉刺激通过"短路"传入中枢，中枢传出冲动亦通过"短路"传入，如此很快叠加导致三叉神经痛发作。荷兰 Jan 最早记述了 1 例可能为多发性硬化病例：病人 15 岁时摔伤，导致右肋骨骨折，引起感染发热，难以行走，伴面部撕裂样疼痛，曾有轻度缓解，之后再次出现行走困难、视力减退、面神经麻痹，病情持续进展，直至失明、不能行走。因多发性硬化有时间和空间上多发的特点，因此头 MRI 检查很可能发现脑室旁白质、脑干有多发脱髓鞘病灶。脑脊液检查有寡克隆带和 IgG 指数大于 0.7，更支持该病诊断。

患了头痛

需进行

哪些项目诊断检查

姓名 Name _____ 性别 Sex _____ 年龄 Age _____

住址 Address _____

电话 Tel _____

住院号 Hospitalization Number _____

X 线号 X-ray Number _____

CT 或 MRI 号 CT or MRI Number _____

药物过敏史 History of Drug Allergy _____

头痛病人需血液检查

血常规中包括白细胞计数、分类，红细胞计数、血红蛋白，血小板计数。当头痛发生于中枢神经系统感染时，白细胞计数和分类能帮助区分病毒性感染和细菌性感染。肝肾功能、电解质、甲状腺功能、肿瘤标记检查都能发现相关疾病。

头痛病人需腰椎穿刺
和脑脊液检查

腰椎穿刺是中枢神经系统病变常用的一种检查，但是一种损伤性检查，只能在对病人进行了临床评估并考虑其可能的风险后才应该进行。首先可以测压力，了解是否有高颅压（颅内压明显增高时慎用）或低颅压，程度怎么样。其次脑脊液常规、生化、细胞学、病原学、免疫学检查可帮助诊断：

① 确诊 CT 阴性的蛛网膜下腔出血。如少量出血、颅底出血以及发病数天后才来就诊的蛛网膜下腔出血，CT 可显示不清。

② 鉴别神经系统感染如化脓性、结核性、病毒性脑膜炎。

③ 帮助查找脑膜癌的证据和种类。

④ 寡克隆带和 IgG 指数增高为多发性硬化提供诊断依据。

禁忌证：脊柱表面皮肤存在化脓性感染时以及椎骨破坏，怀疑结核、化脓或癌肿骨转移时禁忌穿刺，以防病菌或肿瘤细胞向颅内转移；各种原因造成颅内压力很高时，还有后颅凹占位性病变，腰椎穿刺可能诱发脑疝形成。

并发症:腰椎穿刺后头痛是最常见的并发症,由脑脊液从硬膜孔持续漏出引起,表现为起来时头痛或头晕,卧位时很快缓解,经卧床休息,并大量静脉输液后,往往可以恢复。如保守治疗失败,可做硬膜外自体血输入法,疗效极佳。腰酸也很常见,一般持续时间不长。严重的并发症包括脑疝或脊髓压迫恶化。

头痛病人需X线摄片检查

X线摄片检查简便安全,病人无痛苦和任何不适。头颅平片注意观察颅骨的厚度、密度及各部位结构,颅底的裂和孔,蝶鞍及颅内钙化斑等。脑外伤可通过头颅平片和颈椎片观察有无骨折。颅底片可观察有无颅底转移。目前很多适应头颅平片的检查已被CT和MRI等检查手段取代。颈椎片可显示颈椎的生理弧度改变,为颈性头痛提供依据。

头痛病人需计算机
体层摄影(CT)检查

计算机体层摄影(CT)是用高度准直的X线束围绕身体某一部位做一个断面的扫描,扫描过程中由灵敏的监测器记录下大量的信息,经电子计算机高速运算,计算出该断层面各点的X线吸收系数值,用不同的灰度等级显示,这样身体横断层的解剖结构就在电视屏(或相片)上显示出来。头部CT是利用电子计算机技术和横断扫描的方式,研究大脑的轴层结构,来观察头部的器质性变化。病人躺在一个平台上,慢慢进入一个洞,X线管安置在圆环周围,对面有X线检测器,每一次圆环旋转都可以扫描头部一层的结构。目前,大多使用螺旋CT,是指X线焦点相对于病人做螺旋运动,而数据采集为容器式采集,提高了速度。由于人体的各部分组织不一样,其CT值也不一样,这样脑灰质、白质、脑室、脑池就在屏幕上映出。同样,肿瘤、炎症、脑积水等病理改变也就清晰地显示出来。

脑出血、蛛网膜下腔出血首选CT检查。脑外伤,尤其是硬膜外、硬膜下血肿也是CT检查的强适应证,除可发现血肿外,还可根据硬膜下血肿的密度值,判断以后增大的程度,是否需手术治疗。脑肿瘤使用CT平扫+增强扫描也能明确诊断,并根据其强化表现,往往可判别良性肿瘤还是恶性肿瘤。另外,脑积水、脑脓肿等都可选用。现在还利用CT三维重建所提供的图像,应用于颅内肿瘤特别是位于脑深部和中线部位的肿瘤的活检、切除,颅内血肿、脓肿的抽吸,动脉瘤、血管畸形的手术治疗,后装放射源或测量电极的植入以及"γ刀""X刀"配合用于颅内某些肿瘤和血管性疾病的治疗等。

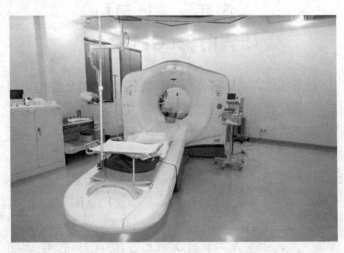

缺点是脑梗死早期和小脑、脑干梗死不易发现,且受到较多的X线辐射。

头痛病人需核磁共振成像(MRI)检查

核磁共振成像(MRI)是利用人体内H质子在主磁场和射频场中被激发产生的共振信号,经计算机放大、图像处理和重建后得到磁共振成像。MRI的黑白对比度来源于各种组织MR信号的差异。与CT比较,MRI对病灶更敏感,能提供多方位、多层面的解剖学信息,图像清晰度高,对人体无放射性损害,且不出现颅骨的伪影,可清晰地显示脑干和后颅凹病变。MRI通过显示冠状、矢状和横轴三位像,可清晰地观察病变的形态、位置、大小及其与周围组织结构的关系。对脑灰质与脑白质可以产生更明显的对比度,因此早期脑梗死(6小时后)就能显示病灶,并常用于诊断多发性硬化、脑变性疾病和脑白质病变。脑膜脑炎、脑转移癌、

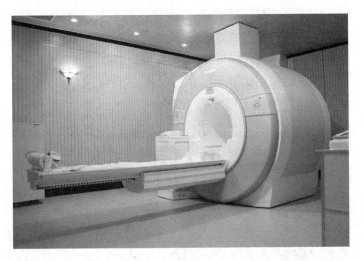

脑挫裂伤、小脑脑干梗死、脑肿瘤，MRI 检查显示也更清晰。对 Chiari 畸形和严重低颅压综合征引起脑干下移的可见到矢状面的图像，更清楚地了解病情。磁共振成像血管造影（MRA）还可观察到颈动脉、脑动脉的狭窄、阻塞，有时可检出颅内动脉瘤和血管畸形，但对囊状动脉瘤的检出率很低。

MRI 的缺点是：有心脏起搏器安装史是禁忌证，其他部位的金属也可能影响图像的清晰度。而出血性病变急性期、颅骨骨折、钙化病灶等 MRI 不如 CT。

头痛病人需脑电图（EEC）检查

脑电图（EEC）是将脑自身微弱的生物电活动放大记录成为一种曲线图的检查技术，通过测定自发的有节律的生物电活动以了解脑功能状态和帮助诊断疾病。进行脑电图检查时，病人会带上一个布满了几十个电极的电极帽，通过电极收集到的数据被收集、放大到电脑上进行分析就可以观察到头痛病人脑电波的情况。对于那些无法测出脑结构改变的神经系统疾病来说，电生理学的研究尤其显得重要。脑电图对癫痫和脑炎的诊断意义最大，且不能用其他检测手段来替代，还可根据它的动态变化观察治疗疗效。检查脑电图时常使用一些诱发方法，使不明显的异常脑电活动显示出来，如过度换气、闪光刺激、睡眠诱发。动态脑电图是指对病人 24 小时正常活动进行脑电监测，有助于癫痫及相关发作性疾病的诊断。

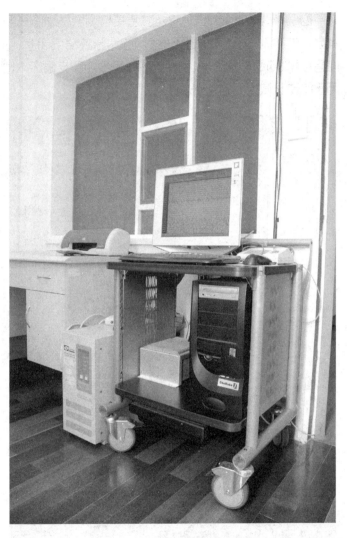

头痛病人需经
颅多普勒超声(TCD)检查

经颅多普勒超声(TCD)系将脉冲多普勒的距离选通技术与低频超声束良好的颅骨穿透能力相结合,通过特定的超声窗（颞骨窗、枕大孔窗及眼窗）直接检测脑底动脉环及其分支的血流。临床主要用于检测脑动脉狭窄或闭塞、脑血管痉挛、脑动静脉畸形、脑动脉瘤以及颅内侧支循环。也用于脑动脉微栓子的监测。

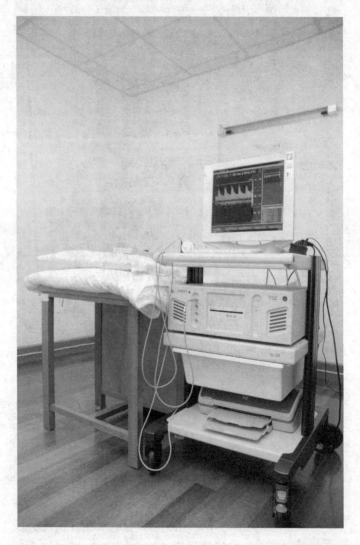

头痛病人需数字减影血管造影(DSA)检查

数字减影血管造影(DSA)是应用电子计算机程序将组织图像转变成数字信号输入并储存,然后经动脉或静脉注入造影剂,将所获得的第2次图像也输入计算机,再进行减影处理,使充盈造影剂的血管图像保留下来,而骨骼、脑组织等影像均被减影除去,保留下的血管图像经过再处理后转送到监视器上,得到清晰的血管影像,可以观察脑血管的走行、有无移位、闭塞和异常血管等。蛛网膜下腔出血和有证据怀疑颅内动脉瘤、血管畸形和动脉狭窄的病人做DSA检查,往往能发现病因,明确诊断,还能进一步做金属圈治疗和支架治疗。

但这项检查是有创伤性、有风险的,不能作为一种常规检查。造影后有时会引起头痛,有时动脉硬化斑块脱落,造成脑梗死,偶尔血管破裂而出血。

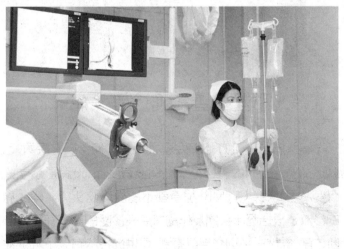

头痛病人需正电子发射
计算机断层扫描（PET）检查

正电子发射计算机断层扫描（PET）是近年来应用于临床的一种无创性的探索人脑生化过程的技术，是局部放射性活性浓度的体层图像，可客观地描绘出人脑生理和病理代谢活动。但 PET 价格昂贵，在头痛的应用中主要用于查找头部转移性肿瘤的原发病灶。

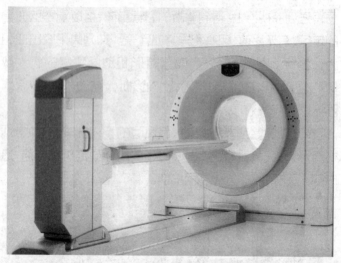

哪些检查能确诊偏头痛

偏头痛是一种功能性疾病，而不是一种器质性疾病，也就是说病人的脑内各种组织结构没有受损，没有形态学的改变。因此，头 CT、MRI 检查都不能确诊偏头痛。偏头痛的诊断是根据临床头痛发作的特点来诊断的。但在确定诊断之前，需做一系列检查以鉴别，可供选择的有以下几个检查项目：

① 经颅多普勒超声（TCD）：偏头痛病人在头痛发作期和发作间期脑血管功能发生明显变化，可以出现两侧血管弹性、紧张程度和血流供应的不对称，但没有特异性。

② 腰椎穿刺和脑脊液检查：严重的头痛发作有时需与蛛网膜下腔出血、脑膜脑炎鉴别，腰椎穿刺和脑脊液检查是有效的检查手段，但此项检查是有损伤的检查，有指征时才采用。

③ 脑电图（EEC）：偏头痛的病人脑电图异常发生率比正常人高，但没有特异性，在鉴别颅内感染时往往有特异功效，有时可为儿童自主神经性癫痫提供诊断依据。

④ 计算机体层摄影（CT）：CT 在鉴别急性头痛是否因蛛网膜下腔出血和脑出血引起时最敏感，且无创伤，可首选。

⑤ 核磁共振成像（MRI）：MRI 在排除脑梗死和脑肿瘤方面最有效，有时 MRA 可发现脑动脉瘤。但不能视为常规的检查项目。

⑥ 数字减影血管造影（DSA）：如反复发作的部位固定的搏动性头痛，甚至伴有眼肌麻痹的，高度怀疑脑动脉瘤，需做 DSA 以排除，以免漏诊而发生致命的蛛网膜下腔出血。这是有损伤的检查，要严格掌握指征。

如果偏头痛病人病程很长，也没有相应的神经系统异常体征，则不一定要做 CT 或 MRI 检查，如病人因长期病痛怀疑自己患了脑肿瘤等恶性病变，产生焦虑和抑郁而加重头痛或药物疗效差的，做 CT 或 MRI 检查，可消除病人疑虑，减轻心理负担，缓解头痛症状，有一定的治疗作用。

紧张性头痛有哪些检查手段

　　紧张性头痛为原发性头痛,多为慢性持续性头痛。临床上7%的慢性头痛是其他器质性疾病引起的继发性头痛,可能是脑血管畸形、脑瘤等,还有一些突发的头痛甚至是致命的,如蛛网膜下腔出血等。有些高血压病人会有长期的顽固性头痛,如果病人在长期头痛之后突然有剧烈的头部疼痛,并伴有恶心、呕吐等症状,就要小心颅内出血性脑卒中(中风)。因此,在诊断时应首先进行详细的病史询问、体格检查,需要时进行必要的辅助检查以排除其他继发性头痛。

　　紧张性头痛体检时经常可发现头、颈、肩背部肌肉有僵硬感,局部有压痛,可触到一个或多个硬结,称为"痛性结节",此为肌肉长期收缩所致。另外,可有下颌开闭征、无形枕试验、安乐椅征阳性。

　　辅助检查主要通过下列检查项目:

　　① 头部CT扫描:排除肿瘤、脑血管或者其他神经系统疾病。

　　② 头部MRI:通常紧张性头痛病人的神经系统检查的结果不会有什么异样,但颅骨周围的肌肉组织通常会显得比较粗糙。

　　③ 脑电图检查:脑电图检查主要用以排除脑炎及脑部损伤、脑血管疾病和颅内占位等器质性病变。

　　④ 肌电图检查:肌电图则是用电子仪器记录肌肉静止或收缩时的电活动,并应用电刺激检查神经、肌肉兴奋及传导功能的方法。肌电图是通过把电极贴在皮肤上或是直接把针电极刺到肌肉里收集局部电位的方法获得的。医生可

以通过肌电图的检查判断紧张性头痛是否来自于肌肉的紧张。

丛集性头痛应做哪些检查

丛集性头痛也是原发性头痛，即功能性头痛，通常实验室检查没有异常，可选择以下几种检查作出诊断和排除诊断：

① 头颅 CT 或 MRI：排除颅内、外其他引起头痛的器质性疾病（如动静脉畸形、肿瘤或其他海绵窦周围病变引起的继发的症状性丛集性头痛）。

② 脑电图检查：排除脑炎及脑部损伤、脑血管疾病和颅内占位等器质性病变。丛集性头痛病人脑电图正常。

③ 经颅多普勒超声检查：可发现丛集性头痛发作时痛侧大脑中动脉平均血流速度高于对侧，也高于缓解期，而痛侧大脑前动脉流速低于对侧。但这种脑血流量改变不明显，且难与偏头痛鉴别。

④ 组胺试验：如可诱发典型疼痛即可诊断。

⑤ 功能 MRI 和正电子发射计算机断层扫描（PET）研究：显示发作期同侧下丘脑灰质激活。目前尚处于研究阶段，且检查价格昂贵，未在临床推广。

继发性头痛应做哪些检查

继发性头痛是患了某种器质性疾病后伴随的一种症状，也称症状性头痛。只有通过各种检查明确了病因，才可以确定相应的治疗方案，不至于贻误病情。病人的头痛特点往往给医生提供了初步诊断的信息，并选择相应的检查。

如突然发作的头痛,即发病前无任何症状,几秒钟或几分钟头痛达到高峰,要考虑脑血管疾病。无偏瘫等神经系统损害体征的,要考虑蛛网膜下腔出血;有高血压史或神经系统损害体征的,要考虑脑出血;有房颤病史的要怀疑脑栓塞;有头外伤史的,须排除硬膜外血肿。出血性疾病首选头颅CT。若发病已几天,头痛也较轻,怀疑是少量蛛网膜下腔出血的,头颅CT虽阴性,此时腰椎穿刺更能明确诊断。明确是蛛网膜下腔出血,或没有高血压病史的脑出血,要进一步做脑血管造影,了解有无动脉瘤,并及时栓塞,是减少再次出血、可能危及生命的有效治疗手段。脑栓塞MRI检查最敏感,往往在发病6小时就能显示病灶。急性起病的头痛,伴有感染史、发热、颈项强直、意识障碍、抽搐等神经系统症状和体征的,首先考虑颅内感染,腰穿脑脊液检查可区分是病毒感染,还是细菌感染,颅内压力有多高。细菌培养可明确是化脓性细菌、结核菌、还是霉菌感染,药敏试验为医生提供选择药物的依据。脑电图可显示是局灶性还是弥散性炎症,诊断脑炎比腰穿检查更敏感。当然头颅MRI也可显示炎症水肿区、脑肿胀程度。慢性头痛,进行性加重,凌晨或夜间明显,咳嗽、屏气时加重,甚至伴有喷射性呕吐、视神经乳头水肿、偏瘫等神经系统定位体征的,需排除颅内肿瘤和慢性炎症,头颅CT或MRI增强扫描除发现肿瘤病灶外,往往还能明确肿瘤性质。有恶性肿瘤病史近期发生持续头痛的病人,可能头颅CT或MRI未显示转移病灶,但脑脊液找到肿瘤脱落细胞,提示脑膜转移。当然全身PET检查可发现恶性肿瘤的原发病灶及转移到哪些部位,但价格昂贵,不能作为常规检查。

头痛病人
应掌握
哪些基础医学知识

姓名 Name _____ 性别 Sex _____ 年龄 Age _____

住址 Address _____

电话 Tel _____

住院号 Hospitalization Number _____

X 线号 X-ray Number _____

CT 或 MRI 号 CT or MRI Number _____

药物过敏史 History of Drug Allergy _____

头痛是一种疾病吗

头痛有时作为一个独立的疾病,如偏头痛、紧张性头痛、丛集性头痛;有时是头面部疾病的一种症状,如三叉神经痛,脑肿瘤、脑出血;也有时是全身性疾病伴有的症状,如发热、缺氧、高血压。也就是说头痛可能是一种原发性疾病,也可能是一种继发性疾病;可能是一种功能性疾病,也可能是一种器质性疾病。正因为头痛的发病频率非常之高,因此很多人错误地认为休息一下或服用止痛片即可,不用上医院就诊。这样就延误了病情,有时造成不可挽回的损害。如有的病人突然头痛,但不严重,为了不耽误工作,服用几粒止痛片也就过去了。过几天在活动中突然剧烈头痛、呕吐,很快昏迷。经头颅 CT 检查是大量的蛛网膜下腔出血,危及生命。其实病人第一次突然头痛,已经是动脉瘤"警告性渗漏"症状,如能及早就诊检查,采取相应的措施,很可能不会发生大量出血的后果。而脑肿瘤引起的慢性头痛,适应性很强,当头痛不能忍受时再检查,肿瘤已长得很大,可能已不能完全切除,且手术创伤也很大,遗留严重的神经功能障碍,如偏瘫、失语、智力障碍等,延误了治疗良机。

头痛越严重也就是疾病越严重吗

疼痛的强烈程度是人的主观感受,个体差异很大,每个人的耐受程度不同,并受到心理状态等多因素影响,反映出头痛的严重程度也不同。而头痛的严重程度与疾病的性质无关,与疾病的严重程度仅有部分关联,也就是说头痛很强烈,但它也可能是功能性疾病,如偏头痛、丛集性头痛。而脑肿瘤的头痛刚开始时只是轻微胀痛,到后期颅压很高时才出现剧烈头痛。所以,头痛症状轻不一定所患疾病轻,头痛严重也不一定所患疾病严重。

头痛的特点与诊断疾病有关吗

头痛的特点各不相同,医生往往根据其发作的特点进行相应的检查才能作出疾病的诊断:

① 头痛发生的缓急:突然发作的头痛可能是脑出血、蛛网膜下腔出血、大面积脑栓塞,数分钟内达到高峰;急性发作的头痛可能是脑梗死、脑膜脑炎、偏头痛、青光眼,发病相对较缓慢,1 或数日头痛达到高峰;慢性起病进行性加重的头痛可能是脑肿瘤、脑积水、慢性脑炎,病程往往有数月以上。

② 头痛是发作性的,还是持续性的:经常发作性的头痛可能是三叉神经痛、偏头痛、高血压头痛,发作间隙完全正常;而持续性的头痛可能是紧张性头痛、颅内压增高,持续数月至数年,症状可时轻时重,稍有波动。

③ 头痛的性质:搏动性痛可能是血管性头痛,见于偏头痛、颅内动脉瘤扩张;闪电样、针刺样、烧灼样痛可能是神经痛,见于三叉神经痛、舌咽神经痛;头部箍紧感、重压感可能是紧张性头痛;而持续胀痛,进行性加重的要考虑脑肿瘤引起的颅内压升高。

④ 头痛部位:一侧头痛、部位固定的往往是器质性病变,如青光眼、颞动脉炎、痛性眼肌麻痹;一侧头痛、部位不

固定的,常见于偏头痛;全头痛见于紧张性头痛、低颅压头痛、颅内感染;无明确定位、性质多样的,大多见于功能性或精神性头痛。颅外病变导致头痛多局限而表浅,颅内病变导致头痛多弥散而深在。大脑病变头痛一般位于额、颞、顶区,后颅凹病变头痛常位于枕部、耳后和上颈部,有时放射至前额。

⑤ 头痛时间:早晨头痛加重者,多见于颅内肿瘤,因为夜间颅内压增高之故;额窦和筛窦炎时也表现早晨头痛加重,是由鼻窦内分泌物增多的原因;早晨头痛还见于睡眠呼吸暂停综合征;三叉神经痛白天明显;丛集性头痛多在夜间睡眠中发生;睡眠头痛当然也发生在睡眠时。

⑥ 伴随症状:头痛伴一侧面瘫、偏瘫等神经系统定位体征,可能是颅内肿瘤或脑卒中;头痛伴发热,需排除脑膜炎、脑炎、脑脓肿;头痛伴颈抵抗、克匿格征阳性,在蛛网膜下腔出血和脑膜炎症时都可见到;发作性头痛伴恶心呕吐,可能是偏头痛;持续进行性加重的头痛伴喷射性呕吐,要考虑颅内压增高。

⑦ 头痛的诱发或缓解因素:服某些药物后头痛,尤其是治疗冠心病和高血压的扩张血管药,是药物的不良反应或药物诱发了偏头痛;腰穿刺后头痛,可能是低颅压头痛;头部外伤后头痛,可能有硬膜外、硬膜下血肿或脑震荡;血管性、咳嗽性头痛以及颅内压增高,在咳嗽、喷嚏、俯首、弯腰等动作后加剧;睡眠后缓解是偏头痛的特征;睡眠中痛醒的是睡眠头痛或脑肿瘤;低颅压头痛在卧床时缓解、直立时加重,而丛集性头痛则在直立时缓解。

头痛的特点对医生作出诊断起很大的作用,因此病人必须到医院就诊,详细叙述头痛的特点,如头痛的性质、部位、持续时间和病程以及产生恶化或缓解的因素,曾使用过的药物疗效。使医生对病情有深入的了解，作出初步判断，并做相应的检查和最佳的治疗。反之，所有能做的检查都做了，如验血、脑电图、头颅核磁共振成像（MRI）、经颅多普勒超声（TCD）等，也不能让医生明确鉴别是偏头痛还是紧张性头痛。而实验室检查有异常，如脑电图有些慢波，头颅MRI 示腔隙性脑梗，TCD 示脑血管痉挛，也不能明确头痛的病因，必须结合头痛的特点，才能作出准确的诊断。所以，病史是诊断疾病性质的重要依据，实验室检查只能辅助诊断。当然在很多情况下，医生虽然判断是功能性疾病，也需实验室检查排除一些器质性疾病的可能性，以免耽误一些严重疾病的诊断。

怎样的头痛必须就诊

如出现以下情况的头痛：

① 与既往不同的头痛，原有的头痛形式，如部位、性质、时间等发生了改变。

② 从未经历过的头痛。

③ 进行性加重的头痛。

④ 几乎每天都必须服用止痛剂的头痛。

⑤ 突发加重的头痛。

⑥ 每周发作超过 3 次的头痛。

⑦ 必须服用超量药物才能缓解的头痛。

⑧ 50 岁后初次头痛发作。

⑨ 全身性疾病的既往史（如高血压、红斑狼疮、恶性肿瘤）。

⑩ 使病人从睡梦中痛醒的头痛。

⑪ 头位改变、咳嗽、屏气、用力、性生活后出现的剧烈

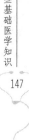

头痛。

⑫ 有下列伴随症状的头痛:意识模糊、视力模糊、颈项强直、呕吐、发热、肌痛、关节疼痛等。

这时病人应积极进行相应的检查,并及时进行治疗,以免误诊、漏诊致命的头痛,致残或危及生命。

虽然头痛可能是某种严重疾病的一种信号,但大多数情况下头痛并不可怕,我们应该认真对待,及时就医,明确诊断。却不能一头痛就焦虑紧张,反而使病情复杂化,增加了诊断和治疗的困难。如有的学校有人查出了脑肿瘤,很多同学都说头痛来要求查头颅 CT 或 MRI 排除肿瘤。也有的人听到某某发生蛛网膜下腔出血,就说自己也有头痛史,要求医生帮他检查一下,排除脑动脉瘤。前者做一个 CT 或 MRI 检查尚且容易,而后者需做脑血管造影,这是一种有损伤,且有风险的检查,似乎得不偿失。医生虽不能保证你没有脑动脉瘤,但也决不能没有任何依据把血管造影作为一种常规检查。因此,病人需要掌握头痛相关知识,正确对待头痛。既不讳疾忌医,也不庸人自扰。

头痛病人需向医生告知哪些必要信息

首先病史对头痛的诊断非常重要,医生可据此判断病人是哪一类型的头痛,还需要进一步做哪些检查。特别是对一些头痛病人,体检无异常,实验室和影像学检查也均正常,医生完全是根据病史特点进行诊断和治疗。头痛病人应从以下几个方面向医生叙述自己的病状。

1. 头痛本身的特点

① 头痛起因:头痛是由什么引起的。

② 头痛病程:有多长时间了？几天、几个月还是几年了。

③ 头痛发生的时间:是持续性还是阵发性头痛？如果阵发性头痛,每次头痛持续多长时间？间歇期多久。

④ 头痛的性质:头痛是刀割样、烧灼样、刺痛样,还是钻痛、跳痛、胀痛或是捶打痛。

⑤ 头痛加重或减轻的因素:曾用过什么药物使头痛加重？月经期加重吗？活动和劳累后加重吗？和气候变化有关吗？和头位改变或体位改变有关吗？饮酒后加重吗？吃巧克力、冰激凌后加重吗？睡一觉会改善吗？

2. 头痛时伴有其他的症状

① 中枢神经系统症状:意识障碍、感觉障碍、失语、言语含糊不清、走路不稳、肢体瘫痪、大小便失禁、颈强直、手脚控制不住地乱动、抽搐等。

② 视觉系统症状:视力减退、视有重影、冒金光、畏光、一个东西仅看半个(偏盲)、眼斜等。

③ 自主神经症状:出冷汗、面色苍白或潮红、手脚发冷、血压波动、心悸、恶心、呕吐、腹泻等。

④ 全身症状:发热、咳嗽、乏力、消瘦、全身不适等。

⑤ 情绪异常:失眠、焦虑、记忆减退、烦躁不安、抑郁等。

3. 以往就诊的经历

头痛前做过什么检查、医生对头痛的诊断、服用过什么药物或经过哪些治疗及其疗效如何。

如果病人因头痛严重而厌烦回答,或因颅内病变、意识障碍而不能详述其头痛病史,可由陪伴者代诉或对病人叙述的病史加以补充和核实。

为什么要写头痛日记

头痛的病因相当复杂,诱因也很多(如情绪、饮食、睡眠),具体是哪些因素在起作用,病人需提供尽可能详细的病情描述以供医生参考判断。但不少病人就诊时,需医生逐个提问才能回忆病情。所以,治疗头痛,药物只是一方面,让病人学会从饮食、生活方式、情绪管理等方面进行自我管理,逐步建立一套完善的管理体系也非常重要。"头痛日记"就是这套体系中的一部分。在欧美一些发达国家,"头痛日记"的应用已非常成功,它与药物治疗相辅相成,但在国内能真正遵循医嘱这么做的病人却很少。

怎样记头痛日记

对于长期头痛的病人,医生往往会鼓励其最好能记头痛日记,这样可以在就诊时提供给医生作为参考。

头痛日记主要包括以下内容:

① 每次头痛开始的时间。

② 头痛的性质(是跳痛、胀痛、烧灼痛、抽痛、隐痛等)。

③ 头痛的部位。

④ 头痛程度(轻度、中度、重度、极重度)。

⑤ 其他相关或伴随症状(恶心、呕吐、视觉异常、肢体无力、感觉异常等)。

⑥ 用药物后缓解程度(无效、少许、尚可、满意、缓解等)。

头痛病人就诊应先看哪个科

头痛是一种临床症状,各个科的疾病都有可能会引起头痛的不适,那么病人在就诊时,到底应该先挂哪个科的号呢?目前,医院一般都有导医服务,可以将症状先告诉导医部门的工作人员,由他们来安排就诊的科室。如果医院没有导医服务,那么一般可以先前往神经科就诊。尤其是那些新发生或是较为剧烈的头痛,选择先到神经科就诊更为合适。以下是一些头痛就诊时可供参考的选择。

① 感冒发热、高血压引起的头痛,以及其他偶发头痛,初步筛查可先至内科就诊。

② 急性头痛、慢性反复性头痛、伴随肢体瘫痪麻木症状的头痛、神经痛、偏头痛、肌紧张性头痛,可先看神经内科。

③ 近期有头部外伤病史的头痛,可先到神经外科就诊。

④ 头痛伴有发热、恶心、呕吐、肢体抽搐、行为怪异、言语紊乱等症状,可到传染科或神经科就诊。

⑤ 青光眼、矫正视力不良引起的头痛,可先看眼科。

⑥ 鼻旁窦(副鼻窦)性头痛,头痛伴随长期流鼻涕、鼻塞、颧骨或额部痠痛的病人,可先看耳鼻喉科。

⑦ 牙疼引起的头痛,颞颌关节病变引起的头痛,可看口腔科。

⑧ 停经前、后综合征引起的头痛,可看妇科。

医生对头痛病人
会进行
哪些诊断治疗

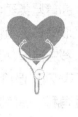

姓名 Name _____ 性别 Sex _____ 年龄 Age _____

住址 Address _____

电话 Tel _____

住院号 Hospitalization Number _____

X 线号 X-ray Number _____

CT 或 MRI 号 CT or MRI Number _____

药物过敏史 History of Drug Allergy _____

哪些药物可治疗偏头痛

偏头痛的药物治疗分急性发作的治疗和预防发作的治疗：

1. 急性发作的治疗

① 曲普坦类药物：曲普坦类药物是一类选择性激动5-羟色胺受体的药物，包括舒马曲普坦、阿莫曲普坦、依来曲普坦、夫罗曲普坦、那拉曲普坦、利扎曲普坦和佐米曲普坦等6种，疗效较好，但价格不菲，国内曾有舒马曲普坦的仿制剂，最近有利扎曲普坦上市。

② 非类固醇类消炎药：这类药物有镇痛作用，常用的有氨基比林（安乃近）、酚氨加敏（克感敏）、索米痛（去痛片）、吲哚美辛（消炎痛）、布洛芬（芬必得）、双氯芬酸钠（扶他林）等。所有的止痛药几乎都有用，但需在头痛发作的早期使用疗效较好。

③ 麦角胺类：麦角胺制剂对一部分病人有效，常用麦角胺咖啡因口服，二氢麦角胺可作为一种非肠道制剂和一种鼻腔喷雾剂使用。

2. 预防发作的治疗

① 钙离子拮抗剂：氟桂利嗪（西比灵）疗效较好，但长期服用不良反应大；尼莫地平不良反应小，但疗效较差。两者可交替服用。

② β-受体阻滞剂：普萘洛尔（心得安）、美托洛尔（倍他乐克）等β-受体阻滞剂能减轻血管扩张反应，部分病人有效，但此类药物会减慢心率，需注意。

③ 血管紧张素Ⅱ受体阻滞剂：有实验采用随机双盲对照法，使用坎地沙坦预防性治疗偏头痛，结果显示可以明显

减少偏头痛的发作天数,有效率为40%。

④ 抗抑郁抗焦虑药:阿米替林对慢性偏头痛、偏头痛持续状态、偏头痛伴紧张性头痛者疗效较好,但其嗜睡、便秘的不良反应大。而氟西汀(百忧解)、帕罗西汀(赛乐特)、文拉法辛(怡诺思)、西酞普兰(喜普妙)等不良反应较小,但起效慢,价格贵。

⑤ 抗惊厥药:丙戊酸、卡马西平等能稳定偏头痛和预防发作,但不良反应也很多。

采用任何一种抗偏头痛药物成功的可能性为60%~75%,且病人头痛发作情况各不相同,对药物的耐受性也不同,所以个体化治疗相当重要。

紧张性头痛应该怎样治疗

紧张性头痛是慢性头痛中的最常见的类型之一,头痛多与长期从事低头伏案工作等职业和精神因素有关,病人工作时的特殊体位引起颅颈部肌肉持久收缩,精神紧张、焦虑、烦躁、失眠常使头痛加重。其防治原则是根除病因和消除症状。

① 检视病人生活方式、工作方式甚至兴趣爱好等:如果存在引发紧张性头痛的不良生活习惯和工作习惯,应该在行为方面加以调整。劝导病人戒酒、戒烟,生活必须有规律,饮食规律,保证睡眠质量,进行适度的体育锻炼和娱乐活动,多看喜剧片。

② 检视病人有无心理问题:比如在工作学习方面,人际适应方面有无不良情绪;有无忧虑、恐惧和受挫的心理。指导病人要以健康乐观的心态来面对紧张的现代生活,严于责己,宽以待人,宽容忍让,不斤斤计较。完善人格,纠正

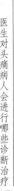

性格缺陷。使自己保持处变不惊、从容不迫的心态和乐观开朗、轻松自然的性格。

③ 防止和矫正各种不良姿势：长期伏案的脑力劳动者，如教师、医生、知识分子、科技人员；从事缝纫工作和驾驶的人员等，宜取桌高椅低位，避免过久地低头伏案工作和其他异常姿势。

④ 预防和治疗颈椎病：颈椎病是中老年常见病，也是引起紧张性头痛的常见原因之一。临床表现有颈枕及肩背部肌肉的酸痛不适，上肢乏力、麻木，颈部活动受限等症状。坚持头颈部肌肉的适当活动，有助于放松颈部肌肉，减轻头痛。对于急性颈肌劳损引起头痛者，可用可的松 1 毫升 + 1% 利多卡因 1~2 毫升封闭。因颈椎增生或损伤引起头痛者，应加颈椎牵引，并加用颈托以巩固牵引疗效。

⑤ 心理治疗：既然紧张性头痛很多与情绪紧张、焦虑、急躁等有关，所以心理治疗是有效的。病人长期饱受经常头痛的折磨而得不到同情和有效的治疗，加之对头痛的担心、焦虑致使头痛不断加重，病程迁延。医生应以同情关心的态度耐心听取病人的叙述，通过仔细地体检和一些必要的辅助检查，消除病人脑内得了不治之症的多虑，并告知病人所患的头痛是功能性疾病，是可以治愈的，以增强其战胜疾病的信心。对病人进行心理疏导，帮助病人正确对待和处理工作和生活中所遇到的种种矛盾，消除导致长期焦虑、抑郁、紧张的病因，这是治疗获得成功的重要因素。

⑥ 物理疗法：紧张性头痛在上述治疗的同时，可配合物理治疗，以促使紧张的肌肉放松，改善血液循环，减轻头痛。包括头颈部按摩、热水浴、局部热疗、催眠和气功等，近年开展的肌电生物反馈技术效果也很好。此外，还有个简单的疗法，不少人头痛时都存在肌肉、血管痉挛。此时，如

果去晒晒太阳,或者用电吹风的热风对着头痛部位吹一阵,热光热风可以帮助患处的痉挛尽快缓解。另外,针灸取穴合谷、风池、太阳等,或者电刺激治疗也有一定效果。

⑦ 穴位封闭:用少量曲炎舒松加利多卡因,做风池或太阳穴封闭。也可在肌肉压痛点处用2%普鲁卡因1~2毫升封闭。

⑧ 药物治疗:由于紧张性头痛的发病机制并不清楚,所以在药物选择上多采用温和的非麻醉性止痛药,如对乙酰氨基酚、阿司匹林、非类固醇类消炎药等,借以减轻症状。一般多以口服方式给药,并且在急性头痛转为严重时短期应用,以免引起药物的不良反应。急性发作期血管扩张剂麦角胺或二氢麦角胺及氟桂利嗪(西比灵)等也有效。另外,适量的肌松弛药除可抑制肌张力过高并可抑制疼痛反射活动,从而改善紧张性头痛的症状,可口服乙哌立松(妙纳)150毫克/天,分次服用。如病人失眠,可加用轻型的苯二氮䓬类镇静药。因为紧张性头痛和紧张、压力有关,所以有抑郁、焦虑倾向的人,也相对更容易出现这类头痛。因此,如果病人的确太过紧张焦虑,也许抗抑郁类药物就是最适合的药物了。一般来说,使用三环类药物的效果很好,但是年轻人比较适合,老年人因为心脏功能下降,不建议使用这类药物,可选用5-羟色胺再摄取抑制剂/5-羟色胺和去甲肾上腺素再摄取抑制剂(SSRI/SNRI)类新型抗抑郁药。常用的三环类药物有丙米嗪、三甲丙米嗪、阿米替林、多塞平。这类药物的起效时间为5天至2周,一般认为在睡前服用1次比较合理。治疗失败的原因多为剂量过小或治疗时间太短。阿米替林系三环类抗抑郁药,为较早用于慢性紧张性头痛伴有抑郁症状的药物。该药既是去甲肾上腺素再摄取抑制药,又是5-羟色胺再摄取的抑制药。以

前认为后者为该药止痛的主要途径,但近来的研究认为上述两种作用对止痛效果并无差别,并且头痛的改善是间接的,是由抗抑郁的效果所介导。目前普遍认为,阿米替林是紧张性头痛首选药物。剂量为 25 毫克,睡前服用,必要时每 3~4 晚可增加 12.5~25 毫克,可达 100 毫克/日。常见不良反应为嗜睡,严重者可改为丙咪嗪或多塞平或 SSRI/SNRI 新型抗抑郁药帕罗西汀/文拉法辛等。除西药以外,中医中药治疗头痛的方法很多,如白芷,有明显的止痛作用;川芎具有活血化瘀、通络、缓解血管痉挛的作用;菊花清肝明目,可明显改善因风阳上扰引起的头痛。通过对病人病情程度和体质进行具体分析后进行中医辨症施治,可减少头痛发作的次数、时间和频率,改善症状,继而使头痛逐渐消失。

患了丛集性头痛应怎样治疗

丛集性头痛的治疗方法分为丛集期发作的治疗和预防性治疗。因为丛集期头痛发作的治疗缺乏特异性,预防性治疗显得尤为重要。采用预防性治疗的标准为:头痛发作剧烈,每日 1 次以上;头痛持续时间 15 分钟以上;头痛发作难为药物所控制。但应注意发作性、慢性丛集性头痛均要采取预防措施,必须在丛集期出现之初开始,间歇期不予预防药物。注意药物应用的个体化,丛集期终止后勿骤然停药,应继续应用预防药物 1 周。

1. 丛集期发作的治疗

① 吸氧:氧疗机制仍不明,可能与吸氧可提高颅内动脉中的氧分压而使血管收缩有关。吸氧是起效迅速效果确切的方法之一。常可快速终止发作。使用面罩吸氧,流量

为7升/分,吸入时间为10~15分钟,近80％病人头痛可缓解。此方法由 Horton 首先应用,并建议与二氢麦角胺联合应用。有研究表明吸入纯氧优于吸入空气氧对丛集性头痛的治疗效果。

② 舒马曲普坦(英明格):是一种新的选择性5－羟色胺 1D 受体激动剂,它具有高度选择性收缩颈动脉作用,而对其他动脉无收缩作用。其对丛集性头痛和偏头痛均有疗效。头痛发作时可应用舒马曲普坦 6 毫克皮下注射,可于15 分钟内缓解头痛,并可减轻其伴随的自主神经症状。但它对丛集性头痛的预防无效。

③ 利多卡因:病人仰卧,头向后仰 45 度,并向痛侧偏转30~40 度,应用2％~4％利多卡因溶液 1 毫升缓慢滴入痛侧鼻腔,并保持该姿势不动数分钟,若 3 分钟未见完全缓解,可重复给药 1 次。反复应用可使60％~70％病人疼痛缓解。

2. 丛集期的预防性治疗

① 钙离子拮抗剂:钙离子拮抗剂可稳定肥大细胞的胞膜,抑制组胺等物质的释放。维拉帕米(异搏定)120 毫克/天,分3~4 次口服,头痛减轻有效率可达 85％。维拉帕米缓释片(180 毫克和 240 毫克两种)也可应用,但一般讲普通型维拉帕米较其缓释片效果更好,有时需用到 480 毫克/日,甚至更大的量。但应注意维拉帕米可加重或引起慢性天天头痛。常见不良反应为便秘,有时可见皮疹、头晕、失眠及焦虑。氟桂利嗪(西比灵)也常应用,每晚 5~10 毫克口服。

② 类固醇类药物:近年来发现头痛发作时糖皮质激素效果佳,可能与其改善因血管扩张而引起的周围组织水肿有关。对丛集性头痛的预防见效快且效果明显。因不同病人对不同糖皮质激素药物的反应各异,可试用不同药物采取口服、注射等方法,以取得最好的疗效。常用方案为:地

塞米松 4 毫克,1~2 次/日,连用 3 天,继以地塞米松 2 毫克,1~2 次/日,连用 7~10 日。或泼尼松 20 毫克,2 次/日,连用 3 天,随后减为 10 毫克,2 次/日,再用 7~10 日。糖皮质激素应用可能出现很多不良反应,但以上小剂量、短疗程的治疗,一般不出现严重不良反应。

③ 麦角胺和二氢麦角胺:麦角胺制剂有明显的收缩血管作用而达到治疗效果。麦角胺常对第 1~2 次发作有效,尤其是头痛于固定时间发作者。如很多夜间发作可于发作前服用酒石酸麦角胺 1 毫克或二氢麦角胺 1 毫克肌注预防其发作。需注意的是用药应在预期发作前至少半小时。也可口服二氢麦角胺 1~2 毫克,每日 3 次。目前临床已有应用麦角胺气雾剂,起效更快。

④ 甲基麦角新碱:可用于丛集性头痛和偏头痛的预防,但因长期应用可有许多不良反应,尤其是腹膜后纤维化及胸膜纤维化,使其应用受到限制(不可持续应用超过 6 个月)。因发作性丛集性头痛很少超过 3 个月,所以相对大剂量的短期应用可无纤维化的不良反应。开始剂量为 1 毫克/日,无不良反应出现可增至 2~4 毫克/日,不超过 6 毫克/日,有效率可达 70%。禁忌证为活动性溃疡、周围血管病、心脏瓣膜病、冠心病、妊娠、肾功能衰竭和肝脏疾病。

⑤ 碳酸锂:治疗机制尚不清楚。在预期头痛发作前数小时服用碳酸锂 100 毫克,数日后增至 300 毫克,2 次/日。几周后可增至 600~900 毫克/日,一般在服药第 1 周见效。因其有效血药浓度与中毒血药浓度十分接近,开始 1 个月应每周测量其血浆浓度,以后每月测血浆浓度,使其在 1.2 毫摩/升以下。不良反应有嗜睡、震颤、腹部不适、体重减轻等。药物中毒的早期症状表现为呕吐、疲劳、腹泻及乏力,出现共济失调、视力模糊及耳鸣说明中毒加深。长期应用

可引起甲状腺功能低下,胃部及心血管疾病病人不宜应用。

⑥ 睾酮:丛集性头痛多发于强壮男性,女性病人也常有男性特征。研究发现:头痛发作期血中睾酮水平降低,缓解期恢复正常。一般先用丙酸睾酮25毫克肌注,1次/日,连用7~10天。后用睾酮10毫克,连用7~10天。

⑦ 非类固醇类消炎药:研究表明丛集性头痛病人血中前列腺素水平较高。前列腺素E有强的扩血管作用,推断前列腺素与丛集性头痛有关。吲哚美辛(消炎痛)是前列腺素合成酶的有效拮抗剂而用于治疗。一般初始剂量为25毫克,2~3次/天。如无不良反应可渐增至125~150毫克/天。常见不良反应是胃肠道反应及肝、肾功能损害。阿司匹林、双氯芬酸钠(扶他林)等也可试用。

⑧ 氯丙嗪:氯丙嗪有良好的镇痛和抗吐作用,又能拮抗5-羟色胺,因此有一定的治疗效果。常用量为75~700毫克/天,可减轻丛集期的发作。此药可引起体位性低血压等。

⑨ 抗组胺类药物:苯海拉明25~50毫克,或异丙嗪25毫克,或氨苯丁醇(安其敏)25~50毫克,每日2~3次口服。对部分病人有效。

⑩ 其他口服药物及局部给药:抗癫痫药物,如丙戊酸钠0.6~1.2克/天口服有效。甲氧氟烷10~15滴滴于手帕上吸入几秒钟可使疼痛缓解。辣椒辣素每天两次持续7天,经头痛同侧鼻孔给药可缓解疼痛。

慢性丛集性头痛预防采用的药物、剂量和方法与发作性丛集性头痛基本一致。可应用一种或两种甚至更多种药物,但应注意其不良反应。

3. 组胺脱敏疗法

如双磷酸组胺1:10 000溶液,皮下注射,每天1次,首次剂量0.25毫升,以后每天增加0.05毫升,直至1毫升为止,1个疗程20天。对部分病人预防发作有效。

4. 外科治疗

对内科治疗效果不佳的病例可采取外科治疗。外科治疗主要是针对丛集性头痛的外周机制,包括三叉神经或枕大神经、中间神经及岩浅大神经断离或减压术、三叉神经节电凝术、蝶腭神经节阻滞术等。另外,下丘脑后部电刺激术似乎对药物难治性慢性丛集性头痛非常有效,但现有结果仅来自对少量病人的研究。

5. 针灸治疗

针灸治疗有时可达到即刻止痛效果。取穴:太阳、攒竹、丝竹空、合谷。可采用强刺激,留针30~40分钟。

丛集性头痛预后良好,多数经治疗缓解或自行缓解。

患了原发性刺痛性头痛怎样治疗

对伴有偏头痛或其他良性头痛的不频繁发作的刺痛样头痛病人,往往不需要特殊的治疗,因为治疗伴随的头痛综合征常就能够缓解原发性刺痛性头痛。然而,如果发作次数增加,而且这些刺戳痛的发生不依赖于任何其他的头痛综合征,就可能需要特殊的治疗。

治疗神经痛的药物卡马西平、苯妥因钠是治疗此综合征的首选药物。大多数病人会有明显的改善或症状消失,一般来说,用药2~4天就可以评价效果,嗜睡是常见的不良反应。如果在此期间内,药物治疗无效,可尝试非类固醇消炎药吲哚美辛(消炎痛)、氨基比林(安乃近)、索米痛(去痛片)等,但口服止痛药,胃肠道反应为最常见的不良反应。

患了咳嗽性头痛怎样治疗

治疗咳嗽性头痛首先应诊断清楚是良性咳嗽性头痛还是由于器质性病变引起的头痛，如果属于后者，则应针对病因治疗。

良性咳嗽性头痛的药物治疗主要应用吲哚美辛（消炎痛），疗效较好，剂量为每次25~50毫克，每日3次。如吲哚美辛无效也可应用甲氧萘丙酸、麦角新碱、苯乙肼等药物治疗。

患了短暂持续性偏侧神经痛样头痛该怎样治疗

短暂持续性偏侧神经痛样头痛发作（SUNCT），其确切病因及发病机制尚不清楚，根据文献报道，这种反复频繁发作的头痛可能与三叉神经－面神经间的自主反射的脱抑制有关。关于SUNCT药物治疗，国外推荐有托吡酯（妥泰）、卡马西平和拉莫三嗪（利必通）等药物可供选择。国外有人报道了托吡酯对该病的治疗效果，到目前为止，尚未见到有关卡马西平治疗该病的报道。

怎样预防和治疗睡眠性头痛

乙酰水杨酸在终止睡眠性头痛急性发作时有中等程度的疗效。

在预防治疗中，最有效的是碳酸锂。氟桂利嗪、吲哚美辛等也可达到满意的效果。β－受体阻滞剂、阿米替林、褪黑素、乙酰唑胺等仅对个别病例有效。近年发现托吡酯（妥泰）也有良好的疗效。此外，晚间饮用咖啡也是一种好的预防方法。应用碳酸锂需监测肝肾功能，其不良反应较为严重，长期使用受到限制。

～ 怎样治疗颈性头痛 ～

治疗的关键是解除颈枕肌痉挛紧张，恢复脊柱力线，终止血管神经受损，宜采取综合治疗。

① 可应用泼尼松龙（醋酸强的松龙）悬浊液与利多卡因行枕部痛点封闭，作用是消除原发痛点，解除肌肉痉挛，改善血液循环，促进致痛产物排泄。

② 药物治疗：a. 服用镇痛剂，如阿司匹林、萘普生、氯唑沙宗片等，以消炎、解痛、松弛肌肉。b. 应用镇静剂，如地西泮（安定），以解除病人精神紧张，利于休息。c. 应用尼莫地平或氟桂利嗪解除颅内外血管痉挛，改善血液循环。d. 服用营养神经类药物，以利于症状好转。

③ 可进行牵引以恢复脊柱力线，缓解肌肉痉挛，减轻血管、神经损伤。此外，充分休息也有利于减轻损伤。

④ 推拿与按摩也可起到舒筋活血，降低局部代谢毒素，恢复脊柱力线的作用。

⑤ 还可配合各种理疗，以热疗为好。

⑥ 纠正不良姿势也很关键，改善睡姿，枕头高度以7~9厘米为宜，应枕于枕外隆突与肩之间，避免屈曲扭伤。

⑦ 治疗还应与锻炼相结合，急性期应以休息为主，恢复期应配合颈部锻炼，以巩固疗效。

怎样治疗精神与
心理疾病共存的头痛

心理治疗及抗焦虑和抑郁药物治疗。

心理治疗可分为两类:一般性心理治疗和特殊性心理治疗。一般性心理治疗不需花费单独的治疗时间,在门诊或病房的诊疗过程中便可操作,在心理治疗的过程中医生起主导作用,建立起良好的医患关系是一般性心理疗法的关键。研究表明,有50%~70%的病人会遵从医生的治疗方案,而30%~50%的病人不取药或取药后服用几次便自行放弃,大部分不配合治疗的重要原因是没有建立起良好的医患关系。由于抑郁障碍的病人长期遭受精神及躯体疾病的双重折磨,求治欲望更加强烈,故他们反复求医,频繁更换药物,致使病情迁延难愈。在心理治疗的过程中,临床各科医生应学会认真倾听,建立起良好的医患关系,提高病人对医生的信任,就能够提高病人对治疗的依从性(接受医生的指导及治疗方案)。特殊性心理治疗,包括互助治疗、心理行为治疗、音乐治疗、建立家庭治疗的环境及应对技巧锻炼等治疗。

正确使用抗焦虑和抑郁药物是治疗与精神和心理疾病共存的头痛的关键。目前临床上常用的抗抑郁药物:

① 三环类抗抑郁剂(TCAs):三环类抗抑郁剂的药物疗效肯定,但用量较大,由于不良反应多,需从小剂量开始,操作较复杂。三环类抗抑郁剂常用的药物有:多塞平、阿米替林、米帕明和氯米帕明等。

② 新型的选择性5－羟色胺再摄取抑制剂(SSRIs):研究证实,5－羟色胺功能活动降低与抑郁心境、食欲减退、

失眠、焦虑不安、不能对付应激、主动活动减少等密切相关。选择性5－羟色胺再摄取抑制剂通过抑制脑内5－羟色胺的再摄取，而使脑内受体部位的5－羟色胺含量增高，促进突触传递而发挥抗抑郁的作用。SSRIs也有抗焦虑作用。SSRIs类的药物具备疗效与TCAs类相当，而不良反应少，依从性好，使用方便的特点。常用的药物有：氟西汀、帕罗西汀、舍曲林、氟伏沙明和西酞普兰。治疗抑郁/焦虑起效时间为10~14天，最佳疗效出现在4~8周。

③ 新型的选择性5－羟色胺和去甲肾上腺素再摄取抑制剂（SNRI）：对5－羟色胺和去甲肾上腺素的再摄取均有较强的抑制作用，有抗焦虑和抑郁作用，对抑郁/焦虑的躯体症状改善明显，没有抗胆碱和抗组胺的作用，代表药物文拉法辛和度洛西汀。

④ NaSSAs类：直接拮抗α2去甲肾上腺素能自受体和异受体，增加了去甲肾上腺素能和由5－羟色胺1介导的5－羟色胺能的神经传递。通过阻断5－羟色胺2受体缓解焦虑，改善睡眠，并防止激越、躁动和性功能异常；通过阻断5－羟色胺3受体防止恶心、头痛、呕吐。代表药物米氮平。

⑤ 二线抗抑郁药：曲唑酮、司来吉兰、氟哌噻吨/美利曲辛（黛力新）。

抗焦虑药物：

① 苯二氮䓬类药物：有抗焦虑和镇静催眠作用。常用的药物有：劳拉西泮、阿普唑仑、氯硝西泮。

② 5－羟色胺1A受体激动剂：具有激动5－羟色胺1A受体突触后膜作用，可通过抑制亢进的5－羟色胺能神经元活动发挥抗焦虑作用。常用药物有：丁螺环酮、坦度螺酮。

③ 前述抗抑郁药物除具有抗抑郁作用，均有一定的抗

焦虑作用,临床也经常用于抗焦虑治疗。

由于抑郁/焦虑障碍复发率高,因此,在抑郁/焦虑症状消除后,还要维持治疗一段时间,这是综合性医院及基层医疗机构临床各科医生不可忽视的一个问题。美国精神疾病协会、世界卫生组织(WHO)精神卫生合作中心等一致推荐抗抑郁/焦虑疗程应至少持续 6 个月。临床跟踪研究发现,抑郁/焦虑症未经充分治疗者,病情呈慢性化倾向,长期不愈的抑郁/焦虑障碍,可发生中枢神经系统不可逆的损害。临床应用时要掌握以下几点:

① 首次治疗要从小剂量开始,1 周后再增至常规量,老人或躯体疾病伴发抑郁的病人使用时更应慎重。

② 抑郁伴明显焦虑的病人可配合小剂量的苯二氮䓬类药物,抑郁伴强迫、恐惧及睡眠障碍的病人使用帕罗西汀效果较好。

③ 老年人使用西酞普兰较安全。

④ 选择性 5－羟色胺和去甲肾上腺素再摄取抑制剂对抑郁/焦虑的躯体症状改善较明显,对躯体症状为主的抑郁/焦虑障碍可首选。

⑤ 氟哌噻吨/美利曲辛(黛力新)起效快,临床应用较广泛,但其不良反应有面部肌肉和咀嚼肌痉挛、迟发性运动障碍、肢体和头部震颤,且长期服用病人可出现减量或停药困难。使用应慎重。

⑥ 重症抑郁病人不宜在非精神科接受治疗,以防发生意外。

药物可以治愈三叉神经痛吗

对于初发的三叉神经痛病人,抗癫痫药物治疗仍然是目前的首选方法。多年来卡马西平一直是缓解疼痛最为有效的药物。卡马西平控制不满意或存在明显不良反应的病人可以使用奥卡西平、加巴喷丁、拉莫三嗪、苯妥英钠、丙戊酸钠等药物,也有一定疗效。目前尚没有药物可以根治三叉神经痛。卡马西平仅能暂时缓解症状,且随着病人用药时间延长,达到同样止痛效果所需的药物剂量加大,长期服用此药约 1/3 的病人出现不良反应,主要表现为嗜睡、眩晕、白细胞减少、消化障碍和药物过敏。最近上市的普瑞巴林(乐瑞卡)治疗神经痛疗效好、不良反应小,但价格较贵。

除了经典的抗癫痫药物外,非抗癫痫药物作为次选药物也常用于三叉神经痛的临床治疗。试验发现氨基丁酸受体激动剂、抗抑郁药、麻醉药和抗心律失常药、N – 甲基 – D – 天冬氨酸(NMDA)受体拮抗剂、肌松药、局部用辣椒素等均可获得一定的止痛效果。

① γ – 氨基丁酸受体激动剂:巴氯芬。

② 抗抑郁药:阿米替林、丙咪嗪、去甲替林、地昔帕明。

③ 麻醉药、抗心律失常药:利多卡因、妥卡尼、美西律。

④ N – 甲基 – D – 天冬氨酸(NMDA)受体拮抗剂:右美沙芬、氯胺酮。

⑤ 肌松药:替扎尼定。

⑥ 局部用辣椒素。

三叉神经痛
也可以手术治疗吗

自 19 世纪末起,人类一直在对三叉神经痛的手术治疗,进行积极的探索和实践。

① 药物神经注射和周围神经切断术:均因为会造成面

部感觉缺失和远期疗效减退而逐渐被学术界否定,尽管目前仍在临床上使用,但相信会越来越少。

② 各种方式的神经根切断术[弗雷泽(Frazier)与丹迪(Dandy)手术]:因与三叉神经微血管减压术类似的入路,但导致面部麻木、面部触觉丧失、运动根损伤、周围性面瘫、严重时角膜溃疡和失明。因此,现在仅用于术中未发现血管压迫以及部分微血管减压术后复发的病人。

③ 三叉神经脊髓束切断术(斯耶克维斯手术):因存在较高的风险性和病死率,目前已被淘汰。

④ γ刀照射三叉神经感觉根进入桥脑段也有成功的报道,约50%的病人疼痛获得缓解,但病例数少,观察时间短,疼痛消失率不高,尚有待于时间的检验。

⑤ 三叉神经根微血管减压术和三叉神经根射频毁损术:这两种手术方法是以微血管压迫三叉神经的病因学理论为基础,可长期有效地缓解疼痛,同时又保留面部正常感觉,以其有效率高,风险小,病死率和复发率较低而被临床接受并广泛传播。

舌咽神经痛有哪些保守治疗

舌咽神经痛的保守治疗包括:

① 药物治疗:舌咽神经痛的药物治疗同三叉神经痛的药物治疗一样,凡治疗三叉神经痛的药物均可用于该病。卡马西平为最常用的药物,效果显著,可有效地缓解疼痛,其不良反应包括眩晕、嗜睡、恶心,部分有皮疹、白细胞减少、共济失调、肝功能损害等。苯妥英钠作为一种抗癫痫药,也对治疗舌咽神经痛有效,不良反应包括共济失调、视力障碍、牙龈增生、白细胞减少等。此外,其他镇静止痛药,

也有一定的疗效。最近研究证明,氯胺酮(开他敏),作为 N -甲基- D -天冬氨酸(NMDA)的非竞争性拮抗剂,可有效地减轻疼痛。

② 局部注射:经药物治疗效果不佳或症状严重者,可考虑行药物神经注射治疗。药物可应用利多卡因、无水乙醇、酚甘油、维生素 B_{12} 等。通过咽部入路和颈部入路,将穿刺针置入舌咽神经周围,注入药物损毁或营养神经,以减轻症状。

舌咽神经痛有哪些手术治疗

对于保守治疗无效、且疼痛严重的病人,可以考虑手术治疗。手术方式有以下几种:

① 经颅外入路舌咽神经切断术。

② 经皮射频热凝术。

③ 经颅舌咽神经切断术。

④ 微血管减压术。

⑤ CT 介导下的三叉神经束-核损毁术。

头痛时应怎样
正确服用止痛药

① 不要随意自行服用止痛药:有疼痛不适症状时,不要自己到药店买药服用,要到医院进行检查,这样一方面可以增强用药的针对性,另一方面可以避免掩盖真正的病症而耽误治疗。有人认为中药止痛药比较安全,没有毒副反应。其实,是药三分毒,中药也有不良反应,一些复方中药止痛剂中含有的如关木通等,容易引起肝、肾功能的损害,

在使用中也要谨慎。

②　针对疼痛部位、疼痛性质、疼痛强度,正确选用镇痛药:只有晚期癌症病人在剧烈疼痛时或内脏绞痛时,才选用吗啡类药物。特别注意不能盲目按广告用药。上市不久的新药,选用时更应谨慎。

③　同一种止痛药使用时间不宜太长:长期反复使用同一种止痛药物会产生耐药性,不应依靠增加剂量实现止痛效果,应及时改用其他化学结构类型的止痛药物代替。需要长期用药时,应在医生指导下使用,用药过程中注意观察可能出现的各系统器官和组织的损害。

④　不宜同时使用两种或两种以上的止痛药:同时使用多种止痛药会导致不良反应的叠加。特别注意一药多名、同一种化学成分的药物可能以不同的商品名出现,避免重复用药。

⑤　服用止痛药期间不要饮酒:乙醇可以增加止痛药物的毒性,加重对胃肠道黏膜的刺激,哪怕是常规剂量也可引起肝脏及肾脏的损害。不宜与抗凝药(如华法林)合用,因为可能增加出血的危险。

⑥　不要空腹服用止痛药:尤其是阿司匹林类的消炎止痛药,要在饭后服用,避免引起消化不良,胃部不适甚至胃出血。

⑦　严格遵照医嘱或按照说明书服药:在使用非处方药时,应该仔细阅读药物说明书,严格按照药物说明书的使用剂量和疗程用药。若是处方药则要严格遵照医嘱服用。有些病人为了快点缓解疼痛症状而超剂量服用止痛药,这样会增加不良反应的机会。在不能确定用药剂量是否合适时,要向临床医生、药师进行咨询。

⑧　要及时清理家庭药箱中的止痛药:除及时清理那些

过期的药品外,还要注意及时清理被淘汰的或被禁用的药品。家中存放的止痛药物,不要放在小孩能够拿到的地方;不同的药物不要放在一起;药名、剂量、用法都要在瓶签上写清楚。

⑨ 发生药物不良反应的对策:用药过程中如出现可疑不良反应时应立即停药,咨询医生或药师后决定是否继续用药,必要时立即到医院对不良反应给予适当的处理。

⑩ 下列情况应禁服或慎服止痛药:活动性消化性溃疡和近期胃肠道出血者,对阿司匹林或其他非类固醇类药物过敏者,肝功能不全者,肾功能不全者,严重高血压和充血性心力衰竭病人,血细胞减少者,妊娠和哺乳期妇女。

药源性头痛应怎样治疗

药源性头痛的治疗包括一般治疗、药物治疗和对症治疗:

1. 一般治疗

停用致头痛药,多数病人在停药后头痛症状即可缓解。对于血管活性药物引起的头痛,一般坚持该药的治疗可使头痛逐渐缓解。如产生药物依赖性头痛,可试用逐渐撤药的方法。

2. 药物治疗

① 对红霉素、白霉素及吲哚美辛等引起的药源性头痛可选用地西泮口服或肌肉注射治疗。

② 头孢菌素类和甲硝唑引起的严重双硫仑样反应,则应禁用地西泮治疗(因可致呼吸抑制)。

③ 对镇痛药导致的头痛,可采用边给予头痛预防药(抗抑郁药、抗癫痫药等),边缓慢减少镇痛药剂量,或逐渐

撤药的方法。

④ 药源性颅内压增高应停用可疑药物,可选用甘露醇、呋塞米注射液、甘油果糖脱水、降颅压,必要时应用肾上腺皮质激素,减轻脑水肿。脑脊液分泌过多时,可予乙酰唑胺减少脑脊液分泌。考虑药源性颅内压增高由肾上腺皮质激素引起时,实质上是肾上腺皮质功能不全的缘故。因此,此时应增加肾上腺皮质激素剂量,而不是减少剂量,待病情稳定后,再逐渐将激素减量至停药。

3. 对症治疗

吸氧,必要时大剂量使用维生素 C,应用抗组胺药物和 L -半胱氨酸,DL -同型半胱氨酸等治疗,同时测定血钾水平,过低时及时予以补充。

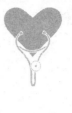

经医生治疗后病人
应怎样
进行康复

姓名 Name _____ 性别 Sex _____ 年龄 Age ___

住址 Address _____

电话 Tel _____

住院号 Hospitalization Number _____

X 线号 X-ray Number _____

CT 或 MRI 号 CT or MRI Number _____

药物过敏史 History of Drug Allergy _____

偏头痛病人需注意些什么

门诊经常碰到家长带着孩子来就诊,希望早看早治愈;或是病人四处就诊,希望能碰上一位好医生,或是一种偏方能治愈此病。但偏头痛是一种发作性疾病,也可作为一种慢性病。药物治疗只能减轻症状或减少发作,却不能称为治愈。有些女性病人偏头痛发作与月经周期有密切关系,在月经前期或月经来潮时易出现偏头痛发作。在妊娠期或绝经后发作减少或自行停止。男性病人也可能随着年龄的增长,发作减少或停止。很多偏头痛病人发病已很多年了,并不就医。一年发作数次,有时以为是累了,睡一觉也就过去了;有时以为是感冒了,服几片解热镇痛药也就缓解了。但有时头痛很严重,伴呕吐;有时发作频繁,一周发作数次,甚至每天都头痛。此时来就医,经检查排除了其他疾病引起的头痛,诊断为偏头痛。病人往往很担心:这病会不会越来越严重? 我们说偏头痛是一种良性疾病,一般说该病有时发作得少,有时发作得频繁;有时发作得轻,有时发作得重;无诱因发作得少而轻,有诱因则发作得频繁而严重。并不是说偏头痛会越发越严重,或是每年这个季节都会发作得这么严重。

偏头痛虽不能治愈,但避免一些诱发因素可以明显减少头痛的发作。诱发偏头痛发作的原因很多,而个人之间又有不同。诱因有可以避免的,又有不可能避免的:a. 饮食:如摄食大量的奶酪、熏肉、红酒、巧克力、冷饮、味精、血管扩张的药品或饥饿。b. 精神:工作压力大、情绪紧张、激动、生气、抑郁、疲劳、睡眠障碍。c. 环境:气候变化、季节交换、特殊气味刺激、环境闷热、强光刺激。d. 内分泌:女性月经来潮、口服避孕药。e. 外伤：头和颈部外伤、长时间抬头看电视或低头打电脑等。

偏头痛的病人一般病程很长，往往知道什么原因可诱发自己的偏头痛发作，而加以避免了，剩下气候变化和女性月经来潮这两个常见、且不可避免的诱因，是偏头痛发作频繁的常见原因。另外，成人病人往往身患多种疾病，需服几种药物，而诱发持续严重的头痛发作。偏头痛的病人服扩张血管的药反应特别大。如降血压的、扩张冠状动脉的、扩张下肢动脉的药等。大多数降血压的药都有头痛的不良反应，而钙离子拮抗剂类降血压药更容易引起头痛，如硝苯地平、氨氯地平、非洛地平等；扩张冠状动脉的药，如硝酸甘油、单硝酸异山梨酯（消心痛、欣康、异乐定）；扩张下肢动脉的西洛他唑（培达）也易引起头痛。门诊经常遇到难以缓解的头痛病人，翻开病历不难发现，最近因血压高换了高血压药，或是心脏不好加了扩张冠状动脉的药，甚至因头痛静脉滴注了某些药物，头痛反而越来越重，这都是因扩张血管的药物引起，停用这些药物头痛很快缓解。如发生慢性偏头痛或偏头痛持续状态时，我们除了尽量避免诱发因素，也可用药物干预，如钙离子拮抗剂（氟桂利嗪）、β－受体阻滞剂（美托洛尔）、三环类抗抑郁药（阿米替林）等。

偏头痛病人日常生活中
应注意些什么

偏头痛病人在日常生活中要遵循以下 6 大方针：

① 设法找出诱发发作的食物，避免摄取。

② 补充 B 族维生素与维生素 C：在 B 族维生素中以维生素 B_1、维生素 B_6 及烟酸为主。其中维生素 B_1 主要生理

作用在于神经系统及心血管功能的维护上,富含于瘦肉、全谷类、奶类等食物中。维生素 B_6 为神经系统重要物质代谢所需,主要存在于瘦肉、荚豆类、奶类等食物中。烟酸具有帮助压力疏解及情绪缓和的作用,在瘦肉、黄豆和花生中含量丰富。另外,维生素 C 具有很好的抗氧化及抗压力作用,而富含维生素 C 的食物主要是新鲜蔬果类。

③ 少量多餐,稳定血糖:饮食规律,定时定量,便可使血糖稳定,理想情况是餐与餐之间间隔 3~4 小时,即使因故延迟,也要先进食些点心,以防发生低血糖,而诱发偏头痛症状。

④ 压力调整,勿操劳过度:记得适度放松,疏解紧张的情绪。

⑤ 均衡饮食,配合适度运动:一个成年人,均衡的 1 日饮食内容为 3~6 碗饭,1~2 份奶类,4 份肉鱼豆蛋类,3 份青菜类,2 份水果,1 日食烹调油 2~3 汤匙;而所谓适度运动,每周至少 5 天运动,每次 30 分钟以上,当运动之后心跳＋年龄达每分钟 180,这样的运动量为适度且有效的运动,并且建议选择有氧运动。

⑥ 正常规律生活:生活规律,在作息正常的情况下,身体处在一个无压的状态下,可以减少头痛的发生。

紧张性头痛应怎样预防

紧张性头痛是头痛病人中最常见的一种,预防紧张性头痛尤为重要。因该病与长期焦虑、神经紧张、处于不良工作姿势、过度疲劳造成头、颈肩部肌肉持续收缩有关。预防发作以针对病因为主:

① 受凉容易导致头痛,要注意早晚的保暖,注意早、

中、晚衣服的增减。

② 饮食上要注意多食用酸甘养阴之物,如西红柿、百合、青菜、草莓、橘子等,及含泛酸的食物,如甘薯、动物肝脏、豆类、菠菜、牛奶等。忌食辛辣、油腻的食物;少食凉食。

③ 要调节情绪,不要给自己过多的压力,不要一天到晚埋头于书本,要多走出家门,尽量缓解、放松情绪。紧张工作或学习之余听听轻音乐,开开玩笑,看看喜剧片或有趣的短信、笑话,多想想让你喜欢的人和让你高兴的事。

④ 少吹冷风,减少自己压力,学会做深呼吸,调节心理的紧张抑郁情绪,多喝水(大部分的头痛状况都是由于脱水引发的)。

⑤ 尽量增加自己休息睡眠的时间,因为充足的休息可以缓解精神上的紧张和抑郁。睡午觉是一个不错的选择。

⑥ 禁止烟、酒,生活规律化,养成良好的生活习惯,每天尽量在同一时间睡觉和起床。

⑦ 进行适当的体育锻炼非常必要。1周内确保有5天能够进行45分钟的有氧健身运动或每天散步约半小时,可以调节放松身体,缓解精神压力。

⑧ 为防止肌肉持续收缩,尽量避免长时间保持同一种姿势。

⑨ 每天抽5~10分钟静坐休息,或晚上入睡前或早晨闹钟响后躺在床上5分钟放松全身,从而放松肌肉,缓解紧张情绪。

⑩ 紧张性头痛和肩颈酸痛息息相关,可以用热毛巾或电吹风对肩颈周围进行温热,也可以通过轻轻按摩太阳穴,或前额发际线周围来促进头部的血液循环,避免头痛的发生。

怎样缓解快节奏所带来的压力

生活、工作、人际压力,已经成为现代人心胸压着的大石,想推也推不开,随之人们大脑的承受能力变差,容易出现失眠、焦虑、抑郁、注意力受损等问题。经研究发现,很大部分的紧张性头痛与这些负面情绪密切相关。美国研究学者曾进行1项接受1~4年生物反馈治疗头痛研究,其中80％的病人反映生物反馈能够预防与紧张有关的头痛,放松可以对抗来自心理、社会等各方面的压力,消除紧张。病人可以学习运用放松冥想的方法,放松头部、颈部及全身肌肉,松弛血管、神经,从而缓解头痛。

怎样预防丛集性头痛

丛集性头痛的发病原因,到目前仍不完全清楚。由于在丛集性头痛发作时,发现病人颅内外血管扩张及血浆组胺增多,可以认为它与组胺的敏感性有关,组胺的增多又与某些过敏因素和某些食物抗原的刺激有联系。基于上述理由,对丛集性头痛可采取以下预防措施:

① 因为紧张和劳累可以激发头痛发作,因此生活要规律化,劳逸结合,规则睡眠,保持心境平和,避免过度劳累和精神刺激。

② 丛集性头痛发作有某些诱发因素,如饮食中的牛奶、奶酪制品、咖啡、浓茶、鸡、蛋、小麦、玉米、柑橘等。因此,要尽量早发现并避免食用致敏食品。

③ 经研究发现:丛集性头痛以男性为多见,多达90％

的丛集性头痛病人吸烟或曾有吸烟习惯。因此,最好尽快戒烟,至少也应减少吸烟量。

④ 乙醇可明显促发丛集性头痛的发生,因此丛集性头痛病人应严格戒酒。

⑤ 缺氧也可诱发丛集性头痛的发生。丛集性偏头痛病人在高海拔处会引发头痛,此时,服用阿司匹林时加服维生素 C 有益。当你要到高海拔处旅行,应在出发前一天及旅途中,每天服用 3 000~5 000 毫克维生素 C,以及 2 粒阿司匹林,但服用前应先请教医生。可避免高强锻炼以致缺氧诱发头痛。

⑥ 血管扩张药物硝酸甘油等和组胺可促发丛集性头痛的发生,应避免此类药物的应用和油性溶剂的接触。

⑦ 丛集性头痛病人应严格按医嘱服药,定期复诊,预防头痛的发生。也可使用组胺脱敏疗法,预防丛集性头痛的复发。

怎样预防药源性头痛

大部分药源性头痛是可以预防的,在药物使用中应遵循以下原则:

① 选用降压、扩血管药物时,根据病人以往是否有发作性头痛史,选择合适的药物,并注意用药疗程和药物剂量,严密观察病情与血压变化,尽量减少联合用药。出现头痛不良反应及时换药。

② 由于头孢菌素类药物和甲硝唑可引起双硫仑样反应,故用药期间与用药前后 15 天内应避免饮酒。

③ 对于每天都会出现慢性头痛的病人,要避免随意服用镇痛药,1 个月中服药不应超过 10 天,以 1 周内服 2 天

为宜。应避免长期使用一种止痛药。

④ 在服用喹诺酮类药物时，一定要严格控制药量，不可随意增加用量和服药次数，同时应注意用药的持续时间，使用喹诺酮类药物时间一般应控制在5~7天。如果服药期间出现头痛，要及时减少剂量，必要时应停药或在医生指导下调整用药。

怎样预防三叉神经痛

三叉神经痛的特点是在头面部三叉神经分布区域内，骤发、骤停、反复发作的闪电样、刀割样、烧灼样、顽固性、难以忍受的剧烈疼痛。三叉神经痛病人应怎样自我预防呢？

① 注意个人卫生，防止感染：三叉神经节内的炎性浸润，可能与某些感染性疾病有关。而且病原体可产生内、外毒素，并导致营养代谢障碍，对三叉神经产生不良刺激，从而诱发或加重该病。

② 对三叉神经分布区的局部炎症和外伤应及时正确治疗，使其尽快痊愈。患有慢性鼻炎、鼻旁窦（副鼻窦）炎的病人，要积极采取病因治疗和抗炎治疗。如牙齿及口腔内有病变应及时治疗。需要拔牙者，可同时服用消炎、止痛药及维生素 B_1 7~10天。

③ 每日生活、饮食要有规律，保证足够的睡眠和休息，避免过度劳累，从而诱发或加重三叉神经痛。

④ 适当参加体育运动，锻炼身体，增强体质，避免感冒发烧。可参加打太极拳、散步、慢跑等体育运动。

⑤ 平时应注意保持情绪稳定、心情舒畅：不要经常生气，更不要情绪激动或抑郁寡欢，并树立治疗疾病的信心及战胜疾病的决心，积极配合医生治疗。情绪波动、紧张可使

三叉神经痛加重。

⑥ 避免猛烈咀嚼和大声说话：三叉神经周围的病变（如血管畸形、炎症等）可引起三叉神经疼痛发作。咀嚼肌也是三叉神经的经过之处，如果大声说话或猛烈咀嚼，使面部肌肉运动幅度过大，牵动以前的旧病灶或直接牵拉三叉神经，引起三叉神经痛，或使疼痛加重。

⑦ 防止一切诱发疼痛的因素：如洗脸、刷牙、修面、理发、吃饭等动作要轻柔，尽量避免刺激扳机点。

⑧ 头、面部要保暖，避免局部受寒：寒冷刺激会让三叉神经痛变得非常敏感易发。刮风时最好不要出门，寒冷天应注意保暖，外出时一定要戴口罩，避免冷风直接刺激面部。最好用温水洗脸，避免面部受冷。

⑨ 不吃油炸、刺激性食物，海鲜产品以及热性食物也要少吃：平日多吃一些清淡含维生素丰富及有清火解毒作用较软的营养食物。因咀嚼诱发疼痛的病人，要进食流质。过冷、过热或刺激性的食物会诱发三叉神经痛。干奶酪、腌鱼和咸菜等含有较多的酪氨酸，火腿中含有亚硝酸盐等，这些食物都能引起脑血管扩张，刺激神经引起疼痛。此外，海产品、蛋类、牛奶、巧克力、啤酒、咖啡、橘子和番茄也会导致脑血管舒缩功能的失调。

⑩ 不抽烟和饮酒，不喝浓茶：抽烟和饮酒会导致血管扩张，从而压迫三叉神经根，诱使疼痛发作。浓茶会增强神经兴奋性，诱发三叉神经痛。

三叉神经痛手术治疗后需注意些什么

① 患侧面部治疗后，残留感觉障碍，请勿做局部冷敷、

热敷或热疗，以免冻伤或烫伤。

② 治疗后病人患侧面部麻木、感觉障碍，易造成口唇、口腔黏膜的烫伤、咬伤或由异物引起机械性损伤及误吸等。所以，注意不要食用带骨、带刺或过热的食物。进食后口腔内往往会滞留食物，应饭后漱口，保持口腔清洁。

③ 治疗后，部分病人角膜反射减弱，应遵医嘱应用滴眼液，风沙天外出时应戴眼镜，避免异物进入眼睛，保护好角膜。如有角膜充血、水肿现象，请及时到眼科就医，以防发生角膜炎。

何谓脸部美容操，有哪些作用

脸部美容操是专为脸部及头皮设计的，它可以帮助你松弛这些部位的肌肉，并使你在初见头痛征兆时，可采取措施以减轻头痛。这里向大家介绍一套常用的脸部美容操，该操共分为以下 7 个部分：

① 扬眉：同时将两边的眉毛上抬，再放松。

② 眯眼：快速地眯上双眼，然后放松。接着，用力眯右眼，再放松。接着，用力眯左眼，再放松。

③ 皱眉：用力地皱眉，再放松。

④ 张嘴：慢慢地将嘴巴张到最大，再慢慢闭上。

⑤ 移动下颚：嘴巴微张，左右移动下颚几次。

⑥ 皱鼻：用力将鼻子向上挤，像吸鼻涕一样。

⑦ 扮鬼脸：随兴地做鬼脸，像小时候一样。

推拿可以缓解头痛吗

推拿具有理筋整复、舒筋通络、宣通气血、活动关节、活血化瘀、消肿止痛、调节阴阳、强筋壮骨等作用。通过手法作用于人体的特定生理部位，通过穴位－经络－脏腑的传导途径，反射性地影响生理活动，使之经络疏通。推拿按摩无论是用来治疗疼痛，缓解头痛症状，还是出于自身保健和积极预防来说，都有十分积极的意义。

头痛自我保健推拿有哪些方法

自我推拿按摩较方便，在头痛刚开始时随时可采用。这里向大家介绍一种常用的头痛按摩法：

① 抹额：两手示指屈曲成弓状，以近节指关节桡侧面为力点，在前额的中央向两侧抹至太阳穴。可在上下往返地移动，约做25次。

② 按揉风池穴：用两手拇指罗纹面紧按两侧风池穴（两侧后枕部凹区），并用力做按揉动作约25次。

③ 梳头法：以双手十指为梳子，自前发际起向后梳至枕部，左右交替做30~50次。

④ 按揉涌泉：用左手按揉右侧涌泉穴（足底最凹处），用右手按揉左侧涌泉穴，各做50~100次。

如果上述手法推拿后，头痛仍不能缓解，甚至出现前面曾提到过的一些需要警惕的症状，建议还是尽快就医，让医生帮你诊断并治疗。

挂号费丛书·升级版
总 书 目

1. 专家诊治糖尿病并发症　　（内　科）

2. 专家诊治痛风　　（内　科）

3. 专家诊治血脂异常　　（内　科）

4. 专家诊治过敏性疾病　　（内　科）

5. 专家诊治失眠症　　（内　科）

6. 专家指导高血压治疗用药　　（内　科）

7. 专家诊治冠心病　　（心内科）

8. 专家诊治高血压病　　（心内科）

9. 专家诊治心肌梗死　　（心内科）

10. 专家诊治心律失常　　（心内科）

11. 专家诊治心脏疾病　　（心胸外科）

12. 专家诊治血管疾病　　（心胸外科）

13. 专家诊治消化性溃疡　　（消化科）

14. 专家诊治慢性胃炎　　（消化科）

15. 专家诊治胃病　　（消化科）

16. 专家诊治肠道疾病　　（消化科）

17. 专家诊治脂肪肝　　（消化科）

18. 专家诊治肝病　　（消化科）

19. 专家诊治胆囊炎与胆石症　　（消化科）

20. 专家诊治胰腺疾病　　（消化科）

21. 专家诊治肥胖症　　（内分泌科）

22. 专家诊治甲状腺疾病　　（内分泌科）

23. 专家诊治甲状腺功能亢进症　　（内分泌科）

24. 专家诊治糖尿病　　（内分泌科）

25. 专家诊治更年期综合征　　（内分泌科）

26. 专家诊治支气管炎　　（呼吸科）

27. 专家诊治支气管哮喘　　（呼吸科）

28. 专家诊治肺炎　　（呼吸科）

29. 专家诊治肺病　　（呼吸科）

30. 专家诊治肺结核病　　（呼吸科）

31. 专家诊治打呼噜与睡眠呼吸障碍　（呼吸科）

32. 专家诊治中风　　（神经科）

33. 专家诊治老年期痴呆　　（神经科）

34. 专家诊治癫痫　　（神经科）

35. 专家诊治帕金森病　　（神经科）

36. 专家诊治头痛　　（神经科）

37. 专家诊治眩晕症	（神经科）	54. 专家诊治子宫疾病	（妇　科）
38. 专家诊治肾脏疾病	（肾内科）	55. 专家诊治妇科肿瘤	（妇　科）
39. 专家诊治肾衰竭尿毒症	（肾内科）	56. 专家诊治女性生殖道炎症	（妇　科）
40. 专家诊治贫血	（血液科）	57. 专家诊治月经失调	（妇　科）
41. 专家诊治类风湿关节炎	（风湿科）	58. 专家诊治男科疾病	（男　科）
42. 专家诊治乙型肝炎	（传染科）	59. 专家诊治中耳炎	（耳鼻喉科）
43. 专家诊治下肢血管病	（外　科）	60. 专家诊治耳鸣耳聋	（耳鼻喉科）
44. 专家诊治痔疮	（外　科）	61. 专家诊治白内障	（眼　科）
45. 专家诊治尿石症	（泌尿外科）	62. 专家诊治青光眼	（眼　科）
46. 专家诊治前列腺疾病	（泌尿外科）	63. 专家诊治口腔疾病	（口腔科）
47. 专家诊治乳腺疾病	（乳腺外科）	64. 专家诊治皮肤病	（皮肤科）
48. 专家诊治骨质疏松症	（骨　科）	65. 专家诊治皮肤癣与牛皮癣	（皮肤科）
49. 专家诊治颈肩腰腿痛	（骨　科）	66. 专家诊治"青春痘"	（皮肤科）
50. 专家诊治颈椎病	（骨　科）	67. 专家诊治性病	（皮肤科）
51. 专家诊治腰椎间盘突出症	（骨　科）	68. 专家诊治抑郁症	（心理科）
52. 专家诊治肩周炎	（骨　科）	69. 专家解读化验报告	（检验科）
53. 专家诊治子宫肌瘤	（妇　科）	70. 专家指导合理用药	（药剂科）